DAS BEGLEITBUCH

NATASCHA MEIER

KAMASUTRA BOX

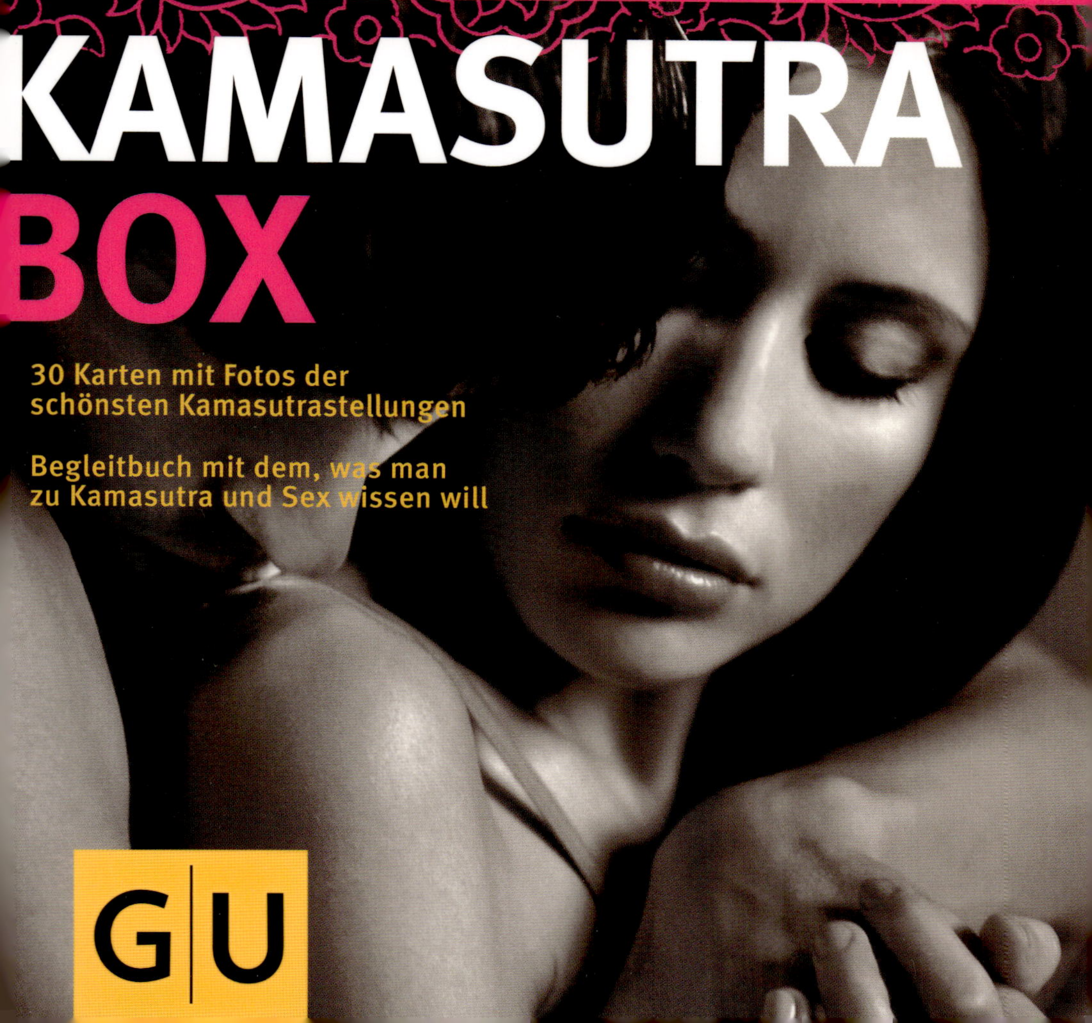

30 Karten mit Fotos der schönsten Kamasutrastellungen

Begleitbuch mit dem, was man zu Kamasutra und Sex wissen will

G|U

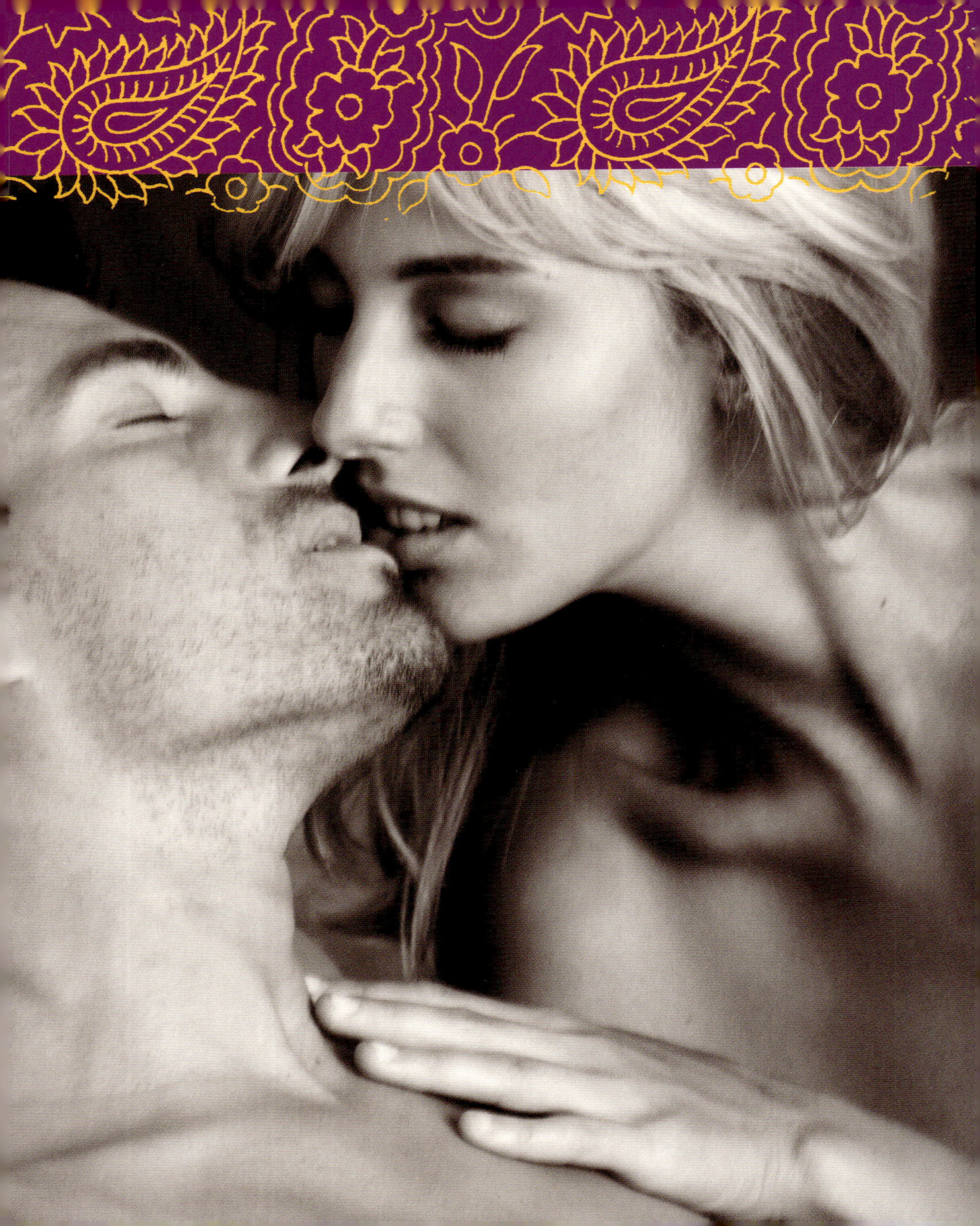

Verleihen Sie Ihrem (Liebes-)Leben neuen Schwung! Erweitern Sie Ihr Best-of-Repertoire an zärtlichen, aufregenden und exotischen Liebespraktiken mit dem größten Klassiker der erotischen Literatur – dem Kamasutra. Auf den 30 Kamasutra-Karten in der Box finden Sie die schönsten Positionen der Liebe. Ziehen Sie einfach eine Karte, und entdecken Sie sich und Ihren Partner, großartige Gefühle und Fantasien neu. Informationen und Hintergründe rund ums Kamasutra, ein Kamasutra-Workout, tolle Tipps für Ihre Beziehung und das Vorspiel finden Sie im Begleitbuch. Viel Spaß beim Lesen – und vor allem beim Ausprobieren.

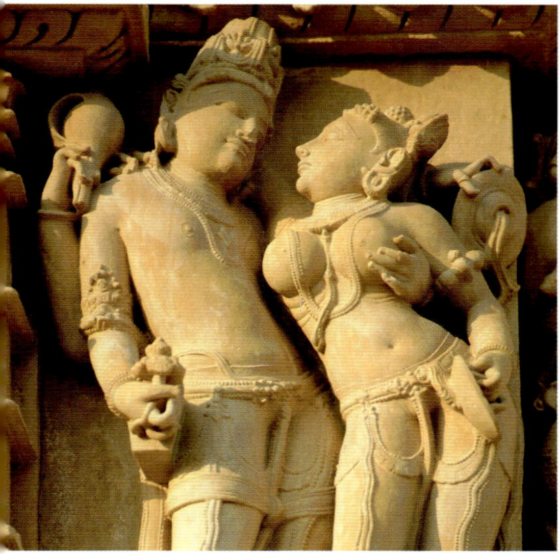

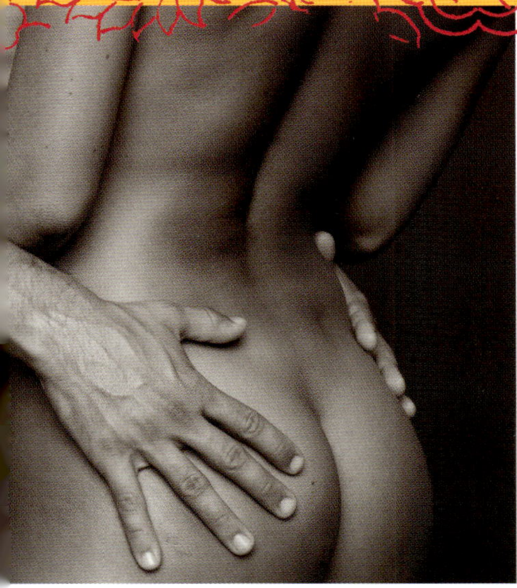

Die Karten in der Box

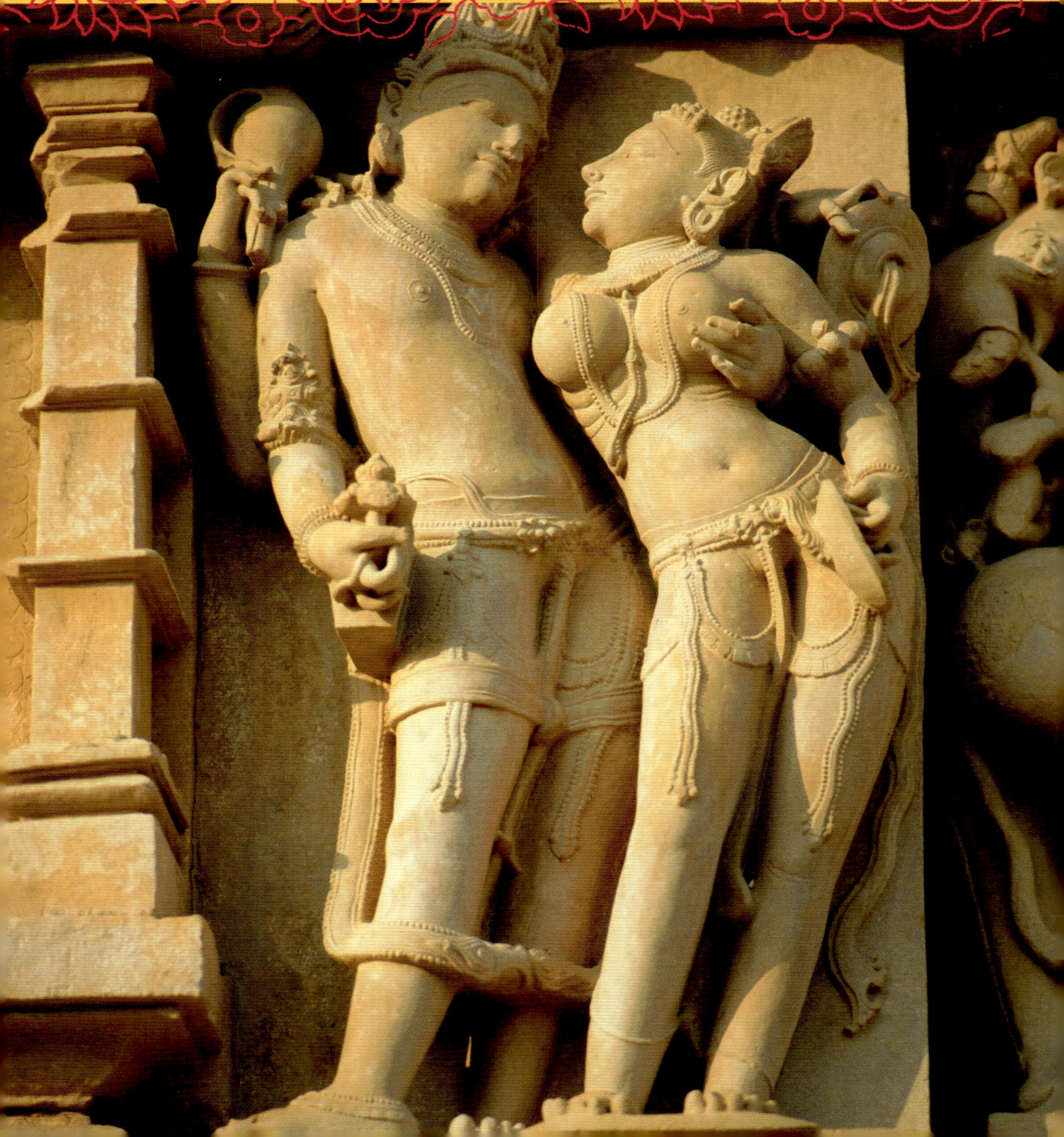

DAS KAMASUTRA-VORSPIEL

Sex ist Spiritualität. Zwei Menschen verschmelzen miteinander, verwöhnen sich und genießen den Augenblick. Vatsyayana, der Autor des Kamasutra, wollte mit seiner Liebeslehre Freude an der Liebe vermitteln. Sein Motto: Je intensiver das sexuelle Erlebnis, desto besser. So empfahl er seinen Zeitgenossen, sich körperlich und geistig auf den Beischlaf vorzubereiten. Lernen Sie mehr über die Kunst des perfekten Vorspiels – denn je intensiver das Vorspiel, desto großartiger der Kamasutra-Sex.

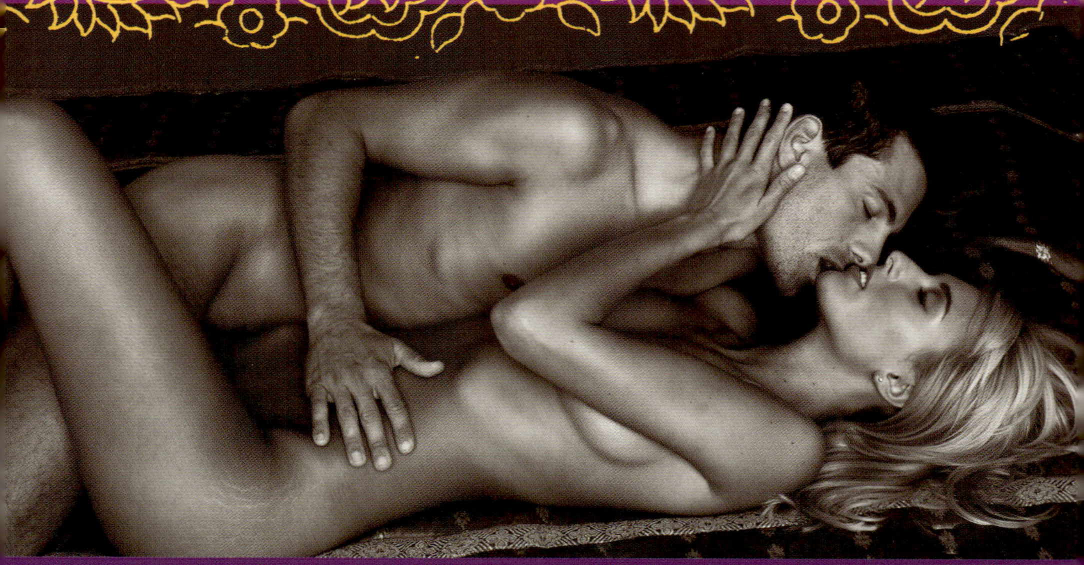

IHRE HOT SPOTS

Ihr Kopf

Guter Sex beginnt im Kopf! Diese Weisheit trifft auf die geistige und die körperliche Ebene zu. So können Sie sich gedanklich auf den Sex einstimmen oder sich etwa die wildesten Fantasien ausmalen. Was Sie sonst noch so alles mit ihrem Kopf anstellen können: Nachdem Sie Ihre Partnerin mental eingestimmt haben, sehen Sie ihr tief in die Augen, fahren ihr durchs Haar und widmen sich ihrem Gesicht.

Manche Menschen lieben es ganz besonders, wenn man ihre Kopfhaut massiert. Hier befinden sich viele Nervenzellen, die meistens sehr vernachlässigt werden und daher ausgesprochen empfindsam sind. Das Wandern über Schläfen, Wangen, Kinn und Augen ist sehr intim und sinnlich. Knabbern Sie an ihren Ohrläppchen, massieren oder streicheln Sie ihren Nacken und widmen Sie sich dann erst ihren Lippen: Knabbern Sie an ihrer

KAMASUTRA – DIE INDISCHE LIEBESLEHRE

Stellen Sie sich auch Liebespaare in den abenteuerlichsten Verrenkungen vor, wenn Sie das Wort »Kamasutra« hören? Ausgefallene Stellungen gibt es – doch dieses Werk hat viel mehr zu bieten. »Kama« ist das altindische Wort für Liebe und »Sutra« bedeutet Leitfaden. Der Grundgedanke des Kamasutra ist es, den Liebenden Genuss und Erfüllung in der Erotik zu schenken. Alles über die Hintergründe der indischen Liebeslehre erfahren Sie auf den folgenden Seiten.

Das Kamasutra ist der erste offizielle Ratgeber in der Geschichte der Menschheit, der sich mit dem Zusammenleben von Mann und Frau beschäftigt. Und das in seiner ganzen Bandbreite – von der Partnerwahl über die erste Annäherung, Aphrodisiaka und das Küssen bis hin zu exakten Beschreibungen der verschiedensten Stellungen beim Sex. Doch geht es darin nicht nur um die Beziehung von Mann und Frau in sexueller Hinsicht, sondern auch um Fragen des täglichen Zusammenlebens. In Indien bekamen junge Paare das Kamasutra zur Hochzeit geschenkt. Die Liebeslehren, die in diesem Werk vorgeschlagen werden, sind echte Klassiker und bis heute aktuell.

Was wir Kamasutra nennen, ist eine Sammlung orientalischer Schriften verschiedener Autoren zum Thema Liebe, Leben und Erotik, die von dem Yogameister und Brahmanen Mallanaga Vatsyayana wahrscheinlich im 3. Jahrhundert zusammengefasst wurden.

LUST – AUCH FÜR FRAUEN

Obwohl zu jener Zeit der Mann in allen Lebenslagen dominierte und sich das Kamasutra in erster Linie an männliche Leser richtet, beschreibt Vatsyayana Techniken, durch die auch Frauen Lust und Befriedigung erfahren. Er betont, dass der Akt umso erfüllender ist, wenn beide das Liebesspiel genießen.

Die fortschrittlichen und essenziellen Ratschläge, die im Kamasutra lange vor unserer Zeit zusammengefasst und niedergeschrieben wurden, sind ein Grund dafür, warum der orientalische Liebesratgeber bis heute so reizvoll ist.

LIEBESGENUSS ALS LEBENSZIEL

In Altindien strebten die Menschen drei Lebensziele an: Tugendhaftigkeit durch das Befolgen religiöser Gesetze, kurz das Gute (Dharma), Reichtum und den Besitz materieller Güter, kurz das Nützliche (Artha), und Lust und Liebesgenuss mit allen Sinnen, kurz das Angenehme (Kama). Und zum Kama gehört auf jeden Fall auch Sex.

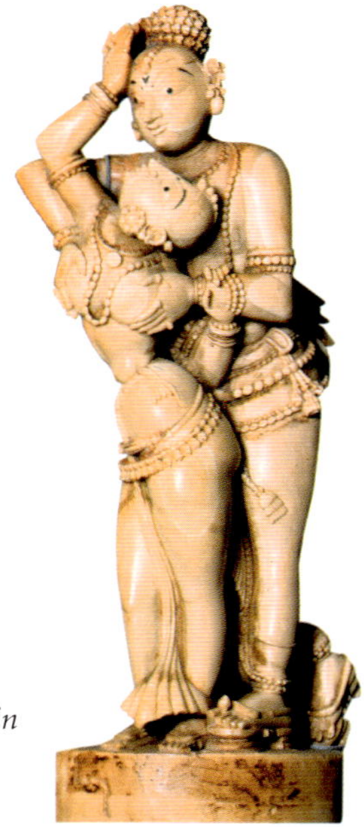

Diese indische Miniatur zeigt ein Liebespaar bei der Vereinigung im Stehen.

Kama ist übrigens auch der Name des indischen Liebesgottes. Und es gibt noch eine weitere schöne Definition:

»Kama ist die Freude des Körpers,
des Geistes und der Seele
an erlesenen Empfindungen:
Erwecke die Augen, die Nase,
die Zungen, die Ohren, die Haut –
und zwischen Gefühl und
Gefühltem wird das Wesen
des Kama erblühen.«
Vatsyayana

SEX ALS HEILIGER AKT

Für die Hindus gehört der Lebensgenuss zu einem der wichtigsten Lebensziele. Die sexuelle Befriedigung ist laut des Kamasutra genauso wichtig für das Wohlbefinden des Menschen wie Essen und Trinken. Im Hinduismus wird Sexualität als etwas Heiliges geschätzt. Da sie unabdingbar für den Kreislauf des Lebens ist, sollte man sich den Lehren der Liebe auch intensiv widmen.

Vatsyayana hat das Kamasutra geschrieben, um seine Zeitgenossen beim Erreichen des dritten Lebensziels, des Kama, zu unterstützen. Er war der festen Überzeugung, dass ein Mensch umso mehr Kama erlangt, je erfüllender sein Liebesakt ist. Er empfahl seinen Mitmenschen außerdem, den Liebesgenuss auch als eine Art Disziplin anzusehen, um ein Optimum an Genuss zu erlangen.

VATSYAYANA WAR EIN SEXPERTE

Aus eben diesem Grund beschäftigt sich Vatsyayana im Kamasutra auch mit dem Körperbau und den Geschlechtsteilen der Liebenden. Der Yogi findet, je besser die Geschlechtsteile der Partner zusammenpassen, desto befriedigender ist der Akt. Männer beschreibt er je nach der Länge ihres Penis als »Hase«, »Stier« oder als »Hengst«, Frauen je nach der Tiefe ihrer Vagina als »Gazelle«, »Stute« oder »Elefantenkuh«. Diese Bezeichnungen klingen in unseren Ohren nicht sehr charmant, doch damals holte man sich seine Inspirationen aus dem Tierreich.

Sollten die Geschlechtsteile von Mann und Frau nicht ideal zusammenpassen, empfahl Vatsyayana bestimmte Stellungen, mit denen man diesen kleinen Nachteil kompensieren konnte. So sind bei einer weiten, tiefen Vagina und einem kleinen Penis Stellungen besonders geeignet, bei denen die Frau die Knie zur Brust zieht. Wenn der Penis des Mannes groß und die Vagina der Frau eng ist, dann sollte die Frau ihre Beine immer weit spreizen.

Vatsyayanas Denken war für seine Zeit sehr fortschrittlich. Er war der Erste, der die damals weit verbreitete Annahme anzweifelte, Frauen würden keinen Orgasmus kennen. Vatsyayana ging sogar so weit, von den Männern zu fordern, dass sie zuerst an die Befriedigung der Frau und dann erst an die eigene denken sollten. »Ladys first« beim Sex war also sein Grundgedanke – und das 18 Jahrhunderte vor unserer Zeit!

KAMASUTRA UND YOGA

Wenn man einige Stellungen des Kamasutra näher betrachtet, entdeckt man Parallelen zum Yoga. Ganz besonders deutlich ist dies bei der Lotusstellung. Kein Wunder, denn Vatsyayana war zu seiner Zeit ein berühmter Yogameister und Lehrer. Außerdem geht es im Kamasutra auch darum, das Liebesspiel fließen zu lassen – genau wie die Asanas beim Yoga. Damit ist gemeint, dass man eine Stellung für eine gewisse Zeit einnimmt und dann fließend in eine andere Position übergeht. Doch keine Sorge. Yoga-Erfahrungen sind nicht nötig, damit Sie Spaß am Kamasutra haben.

Bei der Lotusstellung oder der Position »Gefährtin des Indra« haben Yoga-Geübte allerdings leichte Vorteile.

SAMMLUNG VON LIEBESLEHREN

Der große Meister des Kamasutra ist ganz eindeutig Vatsyayana. Doch mit der Zeit kamen weitere Schriften von anderen Autoren dazu und ergänzten die Liebeslehren. Was wir heute Kamasutra nennen, besteht aus vier Büchern, die zu verschiedenen Zeiten geschrieben wurden.

Das erste Buch, das Kamasutra von Vatsyayana, war der Grundstein und Wegbereiter für weitere Schriften, die Tipps für eine erfüllte Sexualität enthalten: das *Ananga Ranga*, der *Duftende Garten* und das *Tao*. Dass diese vier Bücher heute das Kamasutra bilden, ist auch auf das Engagement eines gewissen Sir Richard Francis Burton zurückzuführen …

DER WEG DES KAMASUTRA NACH EUROPA

Der Forscher und Orientalist Sir Richard Francis Burton (1821–1890), der die berühmte Geschichtensammlung *Tausendundeine Nacht* übersetzt hat, und sein Assistent Forster Fitzgerald Arbuthnot brachten Vatsyayanas Manuskript im 19. Jahrhundert nach England und übersetzten es aus dem Sanskrit. Dass dies im viktorianischen England für Furore sorgte, kann man sich leicht vorstellen. Um einer Anzeige wegen Unzucht vorzubeugen, gründeten die beiden Männer die Kama Shastra Society. Um das Kamasutra einsehen zu können, musste man Mitglied dieser Gesellschaft sein. Heute wird das Kamasutra zu den bedeutendsten Büchern der Weltliteratur gezählt.

DIE VIER SCHRIFTEN DES KAMASUTRA

Die Engländer Burton und Arbuthnot merkten bald, wie groß das Interesse an Liebeslehren aus dem Morgenland war, und veröffentlichten 1885 einen weiteren Ratgeber zur fernöstlichen Liebe: das *Ananga Ranga*, was so viel wie »Zustand des körperlichen Einsseins« bedeutet. Diese Schrift wurde von Kalyana Malla verfasst – 1500 Jahre nach dem Kamasutra. Während das Kamasutra von Vatsyayana für alle Liebenden, egal ob verheiratet oder nicht, geschrieben wurde, richtet sich das *Ananga Ranga* ausschließlich an Eheleute. Ziel des Buches war es, sexuelle Eintönigkeit und Langeweile in der Ehe zu verhindern und sowohl Männer als auch Frauen

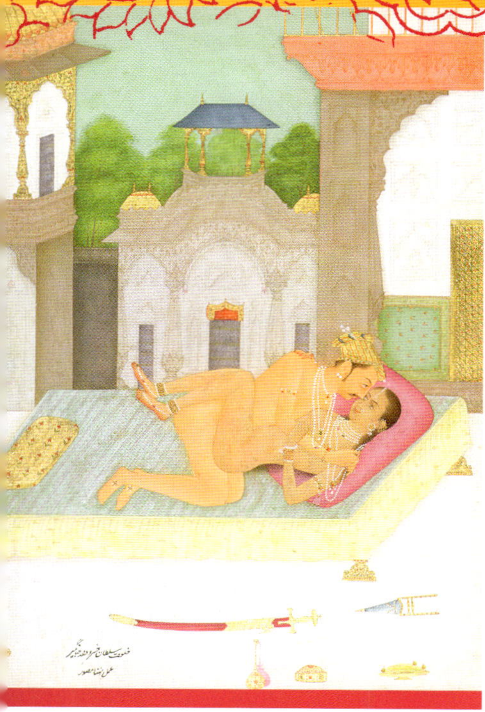

Diese indische Miniatur entstand um 1900. Sie zeigt einen Prinzen und dessen Geliebte in sexueller Erregung.

davon abzuhalten fremdzugehen – was streng verboten war. Dahinter steckte der Gedanke, dass abwechslungsreicher Sex die Lust auf fremde Haut hemmt!

Die dritte Schrift, der *Duftende Garten*, hat seine Wurzeln in Algerien und wurde irgendwann im 16. Jahrhundert von Scheich Nefzawi geschrieben. Es war das dritte Buch, das in der Kama Shastra Society von Burton erschien. Nefzawi gilt als Entdecker der großen Sinnlichkeit und Romantik.

»Ein Mann ist nur dann
erfolgreich bei einer Frau,
wenn er darauf bedacht ist,
sie zu befriedigen!«
Scheich Nefzawi

Er beschreibt verschiedene Verführungsstrategien, erklärt die lustfördernde Wirkung bestimmter Speisen und erklärt, wie man als Mann besonders gut bei Frauen ankommt. Natürlich stets mit dem Hintergedanken, die Frauen erfolgreich zu verführen – doch das mit Stil.

Das vierte Kapitel des Kamasutra basiert auf dem Taoismus, einer chinesischen Philosophie, die besagt, dass das Leben aus einem Gleichgewicht der Gegensätze Yin und Yang besteht. Yang ist das männliche, aktive, schöpferische Prinzip, Yin ist das weibliche, passive, empfangende. Mann und Frau sind Gegensätze, die sich brauchen und einander ergänzen – wie Licht und Schatten. Nach der Vorstellung des Taoismus kommen beide Partner am besten zum Orgasmus, wenn sie beim Liebesspiel ihrem Prinzip gerecht werden. Das heißt, der Mann übernimmt die aktive, die Frau die passive Rolle. Bis heute sind noch viele Sexualtherapeuten davon überzeugt, dass passive Frauen erfüllteren Sex haben. Doch waren glücklicherweise nicht alle Autoren des Kamasutra dieser Ansicht. Und daher finden sich im Kamasutra viele attraktive Stellungen, bei denen die Frau die Führung übernimmt.

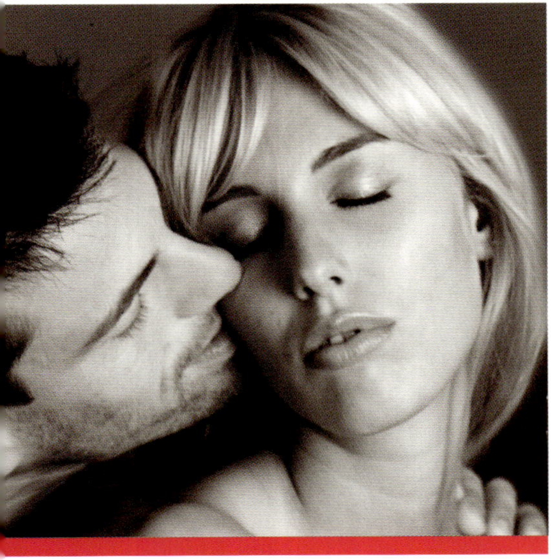

Sinnlichkeit und Romantik waren sicher schon immer die perfekten Zutaten für ein erfülltes Liebesspiel.

EIN ZEITLOSER KLASSIKER

Spannend ist der Mix der vier Schriften des Kamasutra, die von Autoren aus verschiedenen Kulturen, in jeweils anderen Jahrhunderten und mit unterschiedlichen Zielen verfasst wurden. Doch das größte Phänomen ist, dass die jahrhundertealten Schriften bis in unsere Gegenwart hinein aktuell sind und moderne Liebespaare noch heute davon profitieren können. Das Kamasutra ist zeitlos. Eine klassische Hymne an die Liebe, die den Fortschritt unserer Welt außer Acht lässt und sich nur auf den Ursprung unseres Lebens besinnt.

»Hat sich das Rad der Wollust
in Bewegung gesetzt,
dann gilt kein Lehrbuch mehr
und keine Reihenfolge.«
Kamasutra

Die unverblümte Sprache, die exotischen Stellungen, die Ratschläge für eine gute Ehe – all dies fasziniert uns auch heute. Das Kamasutra gewährt Einblicke in eine fremde Zeit und völlig andere Kultur. Und natürlich ist es spannend, zu erfahren, was die Menschen lange vor unserer Zeit miteinander getrieben haben. Das kann man als eine Art gesunden Voyeurismus betrachten. Außerdem wirkt die Sprache selbst ja schon aphrodisierend. Heutige Sexratgeber sind meist sehr sachlich und technisch geschrieben. Dagegen ist das Kamasutra unverblümt: »Spreize ihre Schenkel und besteige sie!« – das hat auch etwas Animalisches. Und das Kamasutra ist nicht nur ein spannender Stellungsführer, es verrät auch viel über die Geschichte des Orients, beschäftigt sich mit dem Zusammenleben in der Ehe. Kurz: Ein ganz besonderes Märchen, das die Lust weitaus mehr beflügelt als erotische Bilder oder ein Sexvideo.

Selbstverständlich können Sie gleich heute mit Kamasutra-Sex beginnen. Sie werden ihn lieben, wie die Menschen in den Jahrhunderten vor Ihnen. Das Kamasutra hat seinen Zauber nicht verloren. Und das in Zeiten von Cybersex und Sexspielzeug – in einer hypermodernen, coolen, technischen Sexratgeber-Gesellschaft. Denn das Kamasutra schubst niemanden in eine Richtung. Es dient lediglich dazu, sich selbst auszuprobieren, seine Sinne zu wecken, sich und seinen Partner neu zu erleben und die Fantasie zu beflügeln.

Bereits im 3. Jahrhundert, als das Kamasutra geschrieben wurde, gab Vatsyayana seinen Lesern viele Tipps und Ratschläge darüber, wie man eine Frau befriedigt. Warum aber war der indische Gelehrte so sehr daran interessiert, dass auch den Frauen sexuelle Lust bereitet wird?

Er scheint wohl erkannt zu haben, dass ein Mann nur mit einer Frau wirklichen sexuellen Genuss erleben kann, die ihn schätzt und die ebenfalls Lust empfindet. Ein Mann hat doch viel mehr davon, mit einer Frau Sex zu haben, die ihn wirklich begehrt und ihn in ihre tiefsten Geheimnisse einführt. Das Gefühl, dass Sex ein Genuss sein kann, kommt vielen Frauen in längeren Partnerschaften nicht selten abhanden. Doch nichts muss bleiben, wie es ist. Jeder hat sein Leben selbst in der Hand. Und: Das Leben ist, was man daraus macht – das gilt im besonderen Maße für das Liebesleben.

Vergessen Sie komplizierte Anweisungen darüber, wie Sie Ihren Partner offenbar zum Superorgasmus bringen können, und verabschieden Sie sich von Ihrem inneren Kampf um den Titel der Liebesgöttin oder des Superlovers. Entdecken Sie den wahren Genuss an der Liebe und lieben Sie mit allen Sinnen.

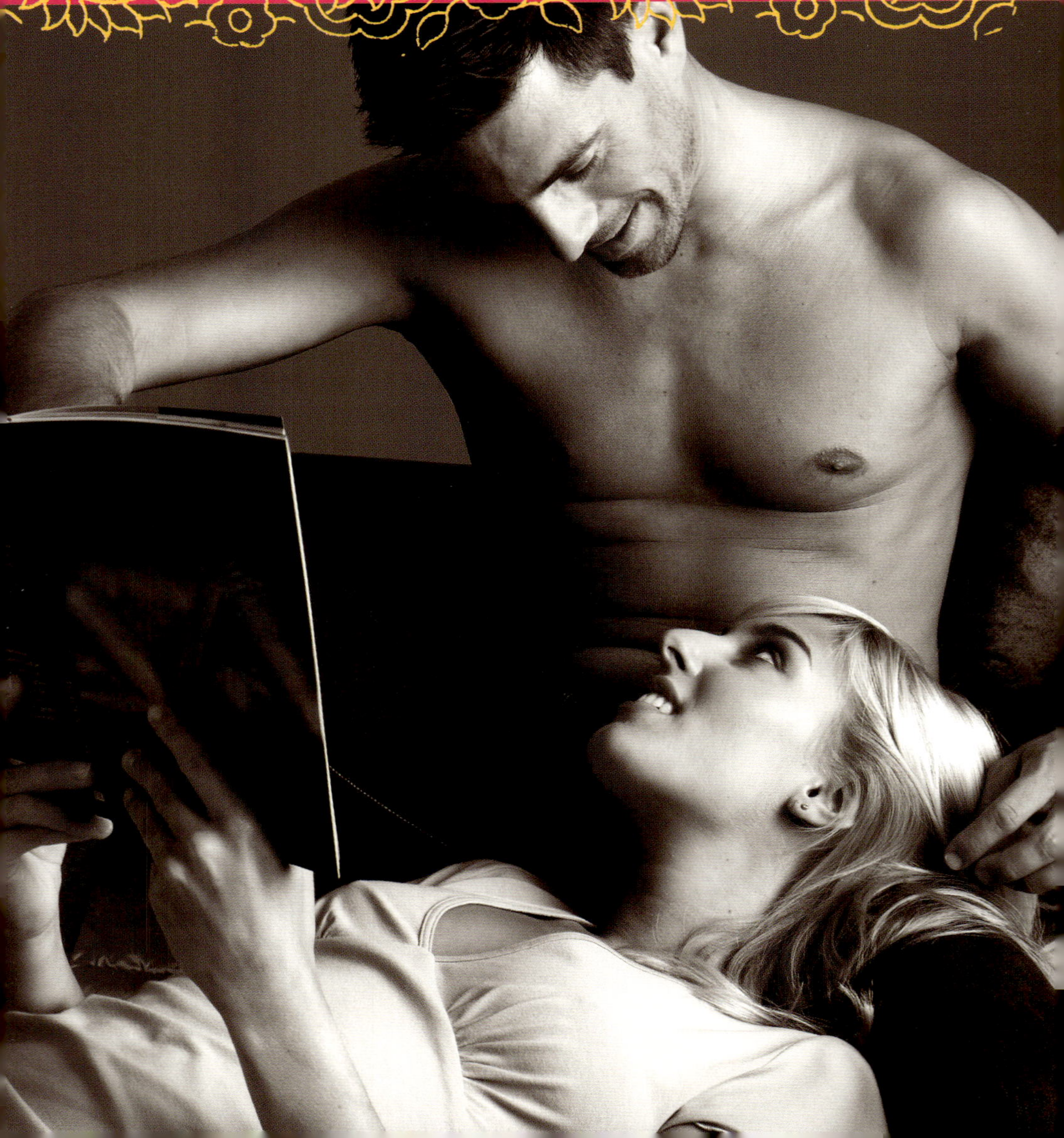

VORBEREITUNG AUF DAS FEST DER SINNE

Zelebrieren Sie Ihre Liebe! Erleben Sie Sex, der Ihnen die Sinne raubt. Was Sie dazu brauchen, ist Liebe zum Detail und die richtige Vorbereitung. Hier erfahren Sie, wie Sie mehr Genuss in Ihr Liebesleben »zaubern«. Einige Worte zum Thema Safer Sex helfen Ihnen, beim Kamasutra-Sex einen freien Kopf zu haben. Im Kamasutra-Workout finden Sie Übungen, die Ihren Körper kräftigen und geschmeidig erhalten. Und das Programm »Fünf Tage Zeit für die Liebe« schenkt Ihnen Intimität, Neugierde und Lust wieder, die im Alltag leicht verloren gehen.

DAS KAMASUTRA-WARM-UP

(Kamasutra-)Sex ist aufregend. Wunderschön. Atemberaubend. Vorausgesetzt, Sie können mit Ihrem Partner den Moment genießen – ohne sich Sorgen über eine ungewollte Schwangerschaft sowie Aids, Hepatitis oder andere sexuell übertragbare Krankheiten machen zu müssen. Der beste Garant für Spaß beim Liebesspiel ohne störende Gedanken ist die richtige Information.

Alles Wissenswerte rund um Verhütung, Geschlechtskrankheiten und Safer Sex erfahren Sie im folgenden Abschnitt.

SAFER SEX

Heute heißt das größte »Liebes-Risiko« Aids (Acquired Immune Deficiency Syndrome), eine Krankheit, die durch das HI-Virus zur Schwächung des Immunsystems und zum Tod führt. Noch immer gibt es weder einen Impfstoff noch ein Heilmittel gegen Aids, deshalb gilt immer und überall: Keinen Sex ohne Kondome, denn nur Kondome schützen zuverlässig vor einer Ansteckung.

Beim alltäglichen Umgang mit Menschen kann man sich nicht mit Aids anstecken. Auch bei gegenseitigem Händeschütteln, wenn man mal angehustet oder angeniest wird, versehentlich aus dem Glas des Sitznachbarn trinkt, oder beim Besuch einer Sauna oder eines Schwimmbads besteht keine Ansteckungsgefahr. Beim Sex aber sehr wohl! Das HI-Virus wird über das Blut – auch das Menstruationsblut –, Sperma, Scheidenflüssigkeit und Muttermilch übertragen.

Aids betrifft uns alle

Lange hatte man angenommen, dass Aids ausschließlich eine Krankheit von Minderheiten wie Homosexuellen, Drogenabhängigen und Blutern sei, doch das ist falsch. Aids betrifft jeden. Der häufigste Weg der Ansteckung ist ungeschützter Sex! Selbst wenn ein neuer Partner behauptet, erst wenige Sexualkontakte gehabt zu haben, oder jahrelang in einer festen Beziehung gelebt hat, ist das Aidsrisiko nicht gleich null. Übrigens: Frauen stecken sich beim ungeschützen Geschlechtsverkehr noch leichter mit dem HI-Virus an als Männer.

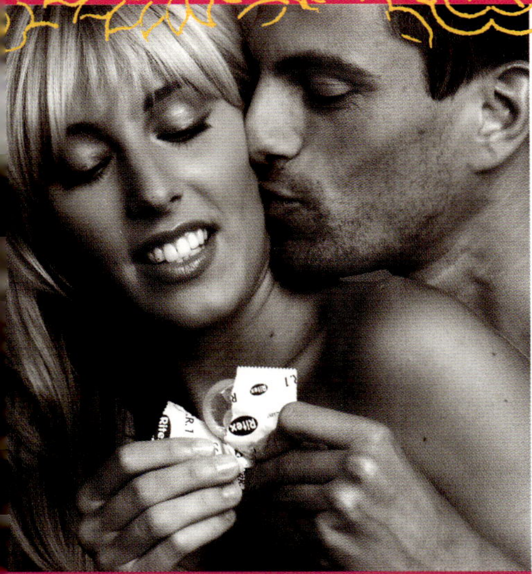

Kondome machen Sex sicher und zu einem unbeschwerten Vergnügen.

SCHUTZ – AUCH BEIM ORALEN VERGNÜGEN

Ungeschützten Sex kann man nicht nur bei Vaginal- sondern auch bei Anal- und Oralverkehr haben. Vorsicht also beim »Blasen«, »Lecken« und »Lutschen« und immer, wenn die Schleimhäute mit Körperflüssigkeiten in Berührung kommen.

Cunnilingus und Fellatio

Besonders gefährlich für die Frau ist es, wenn der Samenerguss des Mannes in ihrem Mund stattfindet. Schluckt sie sein Sperma, ist das Ansteckungsrisiko enorm hoch. Aber auch der Mann ist gefährdet, wenn er über seine Mundschleimhaut ihre Scheidenflüssigkeit oder gar ihr Menstruationsblut aufnimmt. Schützen kann man sich mit einem so genannten Lecktuch, auch Latextuch oder Dental Dam genannt. (Diese gibt es in Apotheken. Ein aufgeschnittenes Kondom erfüllt den Zweck übrigens auch.) Küsse auf den Mund und Zungenküsse gelten als harmlos, da das Virus im Speichel in zu geringer Konzentration enthalten ist.

Der richtige Umgang mit Kondomen

Beim Vaginal- und Analsex bieten Kondome unbestreitbar den sichersten Schutz vor Aids! Ziehen Sie jedoch nie zwei Gummis übereinander, denn durch die starke Reibung können sie so erst recht reißen. Verwenden Sie immer ein fettfreies Gleitmittel, falls der Verkehr »zu trocken« ist. Das schützt die Haut der Genitalien und das Gummi vor zu starker Reibung. Benutzen Sie niemals fett-, oder ölhaltige Substanzen in Verbindung mit Kondomen (etwa Vaseline oder Bodylotion), das macht die Kondome spröde – Risse können entstehen und der Schutz vor Schwanger-

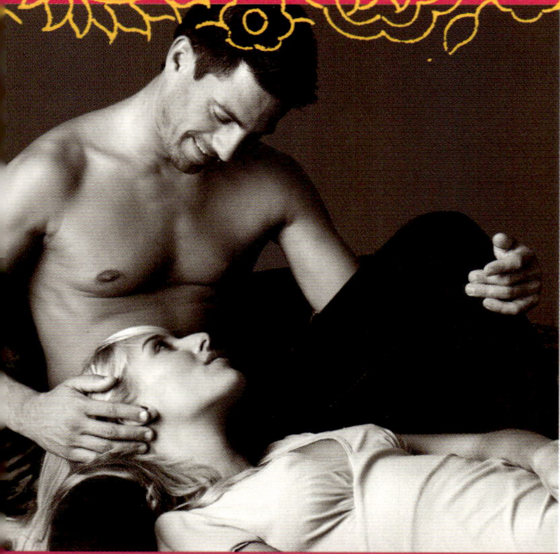

Vertrauen ist gut – über eventuelle Risiken zu sprechen aber ist besser!

schaft oder sexuell übertragbaren Krankheiten ist nicht mehr gegeben. Achten Sie auf das Haltbarkeitsdatum der Kondome, und üben Sie das richtige Überziehen.

Der Aids-Test

Paare, die ganz auf Nummer sicher gehen wollen, lassen zu Beginn ihrer Beziehung einen Aids-Test machen. Denn das Tückische an Aids ist, dass man diese Krankheit keinem Menschen ansehen kann. Viele Infizierte leben sogar unwissentlich mit dem Virus, da die Symptome häufig erst etliche Jahre nach der Ansteckung auftreten. Wer von seinem Partner daher einen Aids-Test verlangt, handelt durchaus verantwortungsbewusst. Dieser Wunsch hat nichts mit mangelndem Vertrauen oder gar mit Hysterie zu tun. Ein Aids-Test ist eine vernünftige Sache und gibt beiden Partnern Sicherheit, geht es doch darum, die eigene Gesundheit zu bewahren.

LUSTKILLER: SEXUELL ÜBERTRAGBARE KRANKHEITEN

Sexuell übertragbare Krankheiten sind nicht nur lästig, sondern erhöhen auch das Risiko einer HIV-Infektion. Der Grund ist, dass Geschlechtskrankheiten wie Syphilis, Herpes genitalis, Filzläuse, Feigwarzen und Tripper das Immunsystem schwächen – und Ihren Körper besonders anfällig für die HI-Viren machen. Durch Safer Sex (das Benutzen von Kondomen und geschützter Oralverkehr) lässt sich die Ansteckungsgefahr erheblich vermindern – aber leider nicht völlig ausschließen.

Symptome nicht verdrängen

Das Wichtigste ist, dass Sie Veränderungen Ihres Körpers wahrnehmen, Ihren Intimbereich »im Auge behalten« und bei Auffälligkeiten wie Jucken, Rötungen, Ausfluss, entzündlichen Stellen an den Genitalien, aber auch bei angeschwollenen Lymphknoten oder Bauchkrämpfen sofort zum Arzt gehen, um die Ursachen für diese Symptome so schnell wie möglich zu behandeln und Ihren Partner vor einer Ansteckung zu schützen. Besonders zu erwähnen ist in diesem Zusammenhang Hepatitis – eine Entzündung der Leber. Gegen Hepatitis A und B können Sie sich impfen lassen. Meist wird das sogar von der Krankenkasse bezahlt. Hepatitis B und C werden ähnlich wie HIV übertragen: durch Blut, aber auch beim Sex – und hier vor allem beim Oralverkehr. Hepatitis C ist die gefährlichste Form der Lebererkrankung, sie kann zu Leberzirrhose und somit auch zum Tod führen. Nur Safer Sex kann diese Gefahr minimieren.

NUR KONDOME SCHÜTZEN!

Vergessen Sie nicht: Schwangerschaftsverhütung ist ein Thema! Sprechen Sie mit Ihrem Partner und informieren Sie sich bei Ihrem Frauenarzt. Empfängnisverhütung (wie die Pille, Spirale, 3-Monats-Spritze, Implanon – ein Hormonimplantat am Oberarm, ein Babycomputer) schützt ziemlich sicher vor einer ungewollten Schwangerschaft – aber nicht vor Geschlechtskrankheiten, Hepatitis und Aids. Das Kondom ist und bleibt der sicherste Schutz vor riskanten Nebenwirkungen der Liebe. Freunden Sie sich mit den »Lümmeltüten« an. Es gibt so viele verschiedene Sorten, Geschmacksrichtungen und Materialien. Seien Sie kreativ, wenn es ums Überziehen der schützenden Gummis geht – das bringt zusätzlichen Spaß ins Bett und kann sogar sehr erotisch sein.

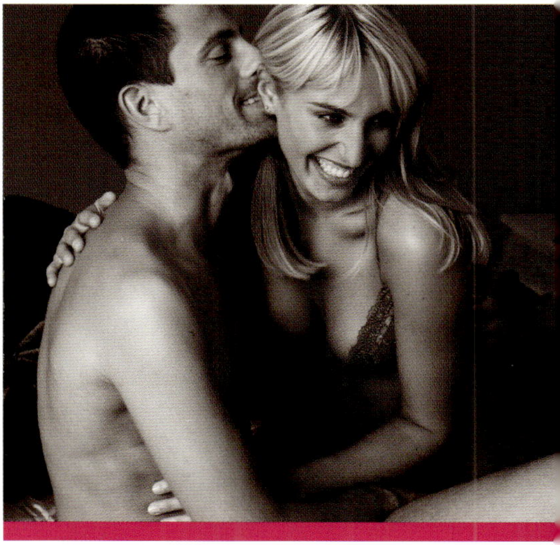

Wenn Sie für den richtigen Schutz gesorgt haben, dann steht Ihrem Liebesglück nichts mehr im Weg.

FIT FOR LOVE – DAS KAMASUTRA-WORKOUT

Bequemlichkeit ist einer der größten Lustkiller! Einfache Stellungen sind schön und romantisch – doch läuft Ihr Körper dabei auf Sparflamme. Mit der Zeit büßen Sie an Kraft, Energie und Beweglichkeit ein. Exotische Stellungen können nicht nur Abwechslung ins Schlafzimmer bringen, sondern fördern auch die Durchblutung, wodurch die Nerven angeregt werden und die Sensibilität Ihres Körpers erhöht wird. Wenn das nicht motivierend klingt!

Durch das Kamasutra-Workout – in dem Sie Übungen aus dem Yoga, dem Stretching und dem Bodystyling finden – bereiten Sie sich optimal auf die schönsten Kamasutra-Stellungen vor. Die Übungen geben Ihnen Power, stärken und straffen Ihre Muskulatur und machen Sie beweglicher. Von dem Workout profitieren vor allem die Frauen. Doch auch Männer können noch mehr Spaß am Kamasutra-Sex haben, wenn sie körperlich fit sind. Ein Tipp: Machen Sie das Kamasutra-Workout doch zu zweit!

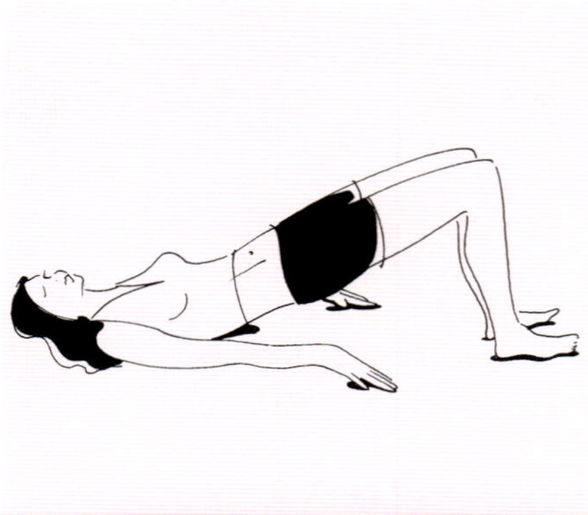

Wer diese Übung regelmäßig macht, wird mit einem knackigen Po belohnt.

BRIDGE

Kräftigt den Po und den unteren Rücken.

In Rückenlage: Beine angewinkelt anstellen, Fersen drücken in den Boden. Nun heben Sie den Po nach oben an, ohne dabei in ein Hohlkreuz zu fallen. Pobacken zusammenpressen. Spüren Sie die Spannung im Po. Dann den Po wieder absenken. Alternative für Fortgeschrittene: Strecken Sie ein Bein während der Übung zur Decke.

LEG STRETCH

Dehnt die Innenseite der Oberschenkel.

Kommen Sie in Rückenlage und heben Sie nacheinander beide Beine nach oben an. Nun greifen Sie mit beiden Händen an die Außenseiten der Oberschenkel und spreizen die Beine so weit wie möglich. Lassen Sie Ihre Beine weit geöffnet. Jetzt beschreiben Sie mit beiden Füßen kleine Kreise – erst einige Kreise nach links, dann nach rechts. Anschließend die Spannung 15 Sekunden halten. Wenn Sie die Dehnung in den Innenseiten der Oberschenkel spüren, haben Sie alles richtig gemacht.

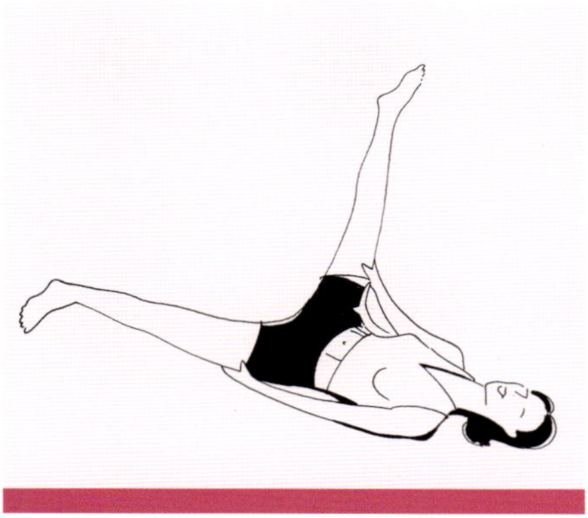

Eine Stretchingübung, die wunderbar entspannend wirkt und sehr angenehm ist.

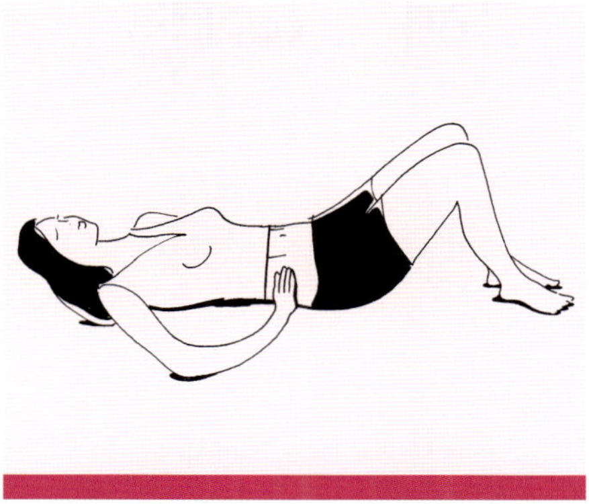

Wer seinen Beckenbereich bewusst entspannen kann, der wird beim Sex ungeahnte Höhepunkte erleben.

BECKENSCHAUKEL

Entspannt die Wirbelsäule und den Beckenbereich.

In Rückenlage die Hände an die Hüftknochen legen. Beine angewinkelt aufstellen. Becken abwechselnd nach oben und nach unten kippen. Spüren sie nach, wie der untere Rücken mal fest auf dem Boden liegt und Sie dann langsam in ein leichtes Hohlkreuz kommen. Üben Sie 20 bis 30 Sekunden in Ihrem eigenen Rhythmus. Noch ein Tipp: Probieren Sie die Übung auch im Stehen aus.

HALBMOND

Dehnt den Hüftbereich.

Kommen Sie in einen großen Ausfallschritt, bringen Sie die Arme über den Kopf und legen Sie die Handinnenflächen aneinander. Die Fingerspitzen zeigen nach oben. Nun die Hüfte tief drücken. Yogis können den Rücken in ein leichtes Hohlkreuz bringen. Wenn Sie keine Yogaerfahrung haben, halten Sie die Wirbelsäule bitte entspannt in ihrer natürlichen doppelten S-Form. Die Stellung 10 Sekunden halten, dann das Bein wechseln.

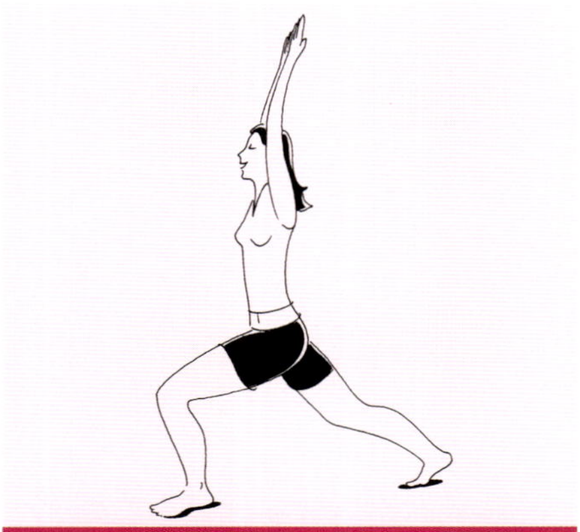

Durch die Halbmondübung dehnen Sie Ihre Hüfte und kräftigen gleichzeitig den Rumpf.

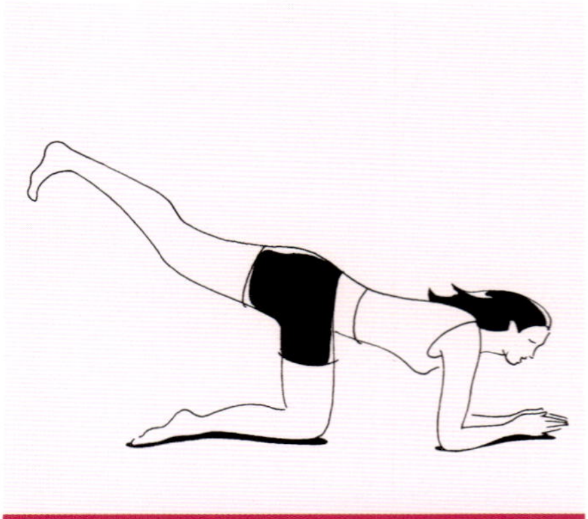

Kopf, Rücken und gestrecktes Bein bilden eine gerade Linie. Der Blick ist zum Boden gerichtet.

PUSH BACK

Kräftigt die Rückseiten der Oberschenkel und den Po.

Begeben Sie sich in den Vierfüßlerstand, die Unterarme ruhen flach auf dem Boden. Strecken Sie nun ein Bein lang nach hinten aus. Ihre Ferse und der Po bilden eine Linie, sodass die Wirbelsäule ganz gerade bleibt. Dabei den Bauch fest anspannen und gleichzeitig den Bauchnabel nach innen ziehen – so vermeiden Sie ein Hohlkreuz. Dann das Bein wieder senken. 15 Wiederholungen pro Bein, Beinwechsel. 3 Sätze.

BECKENBODENÜBUNG

Trainiert die Vaginalmuskulatur und den Beckenboden.

Stellen Sie in Rückenlage die Beine an. Bauen Sie die Grundspannung im Beckenboden auf: Ziehen Sie die Muskulatur zwischen Schambein und Steißbein zueinander. Das ist ein ähnliches Gefühl, als ob Sie auf der Toilette sitzen und den Urinstrahl anhalten. Nun ziehen Sie auch die Sitzbeinhöcker am Po zueinander. Haben Sie das Gefühl, als würden sich Ihre vordere und hintere Körperöffnung schließen? Perfekt! Machen Sie die Wirbelsäule lang. Stellen Sie sich dabei vor, ein Faden ziehe Sie an Ihrem Scheitelpunkt nach oben. Das entlastet Ihren Bauchraum – somit kann Ihr Beckenboden perfekt arbeiten. Nun ein Bein nach dem anderen gestreckt zum Boden führen. Dann wieder nacheinander anstellen. Ihr Becken bewegt sich dabei nicht. Spüren Sie die Kraft in Ihrem Becken-Bauch-Raum? Ihre Bewegungen sind geschmeidig und elegant. Nun setzen Sie das Beinspiel ohne die Beckenbodenspannung fort. Wow! Spüren Sie den Unterschied? Plötzlich wird die Angelegenheit etwas wackliger und plumper. Diese An- und Entspannung im Beckenboden können Sie beim Sex nun immer einbauen. Das stimuliert Sie und Ihren Partner und Ihr Vaginalbereich wird besser durchblutet, was zu stärkeren Empfindungen führt.

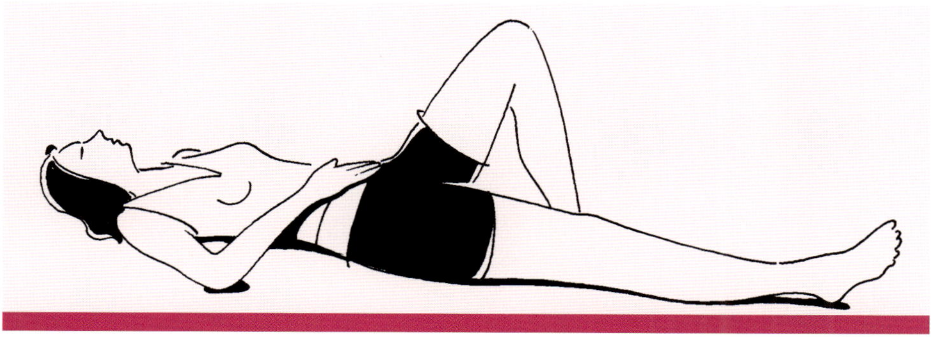

Führen Sie diese Übung konzentriert aus. Anspannung und Entspannung wechseln sich ab.

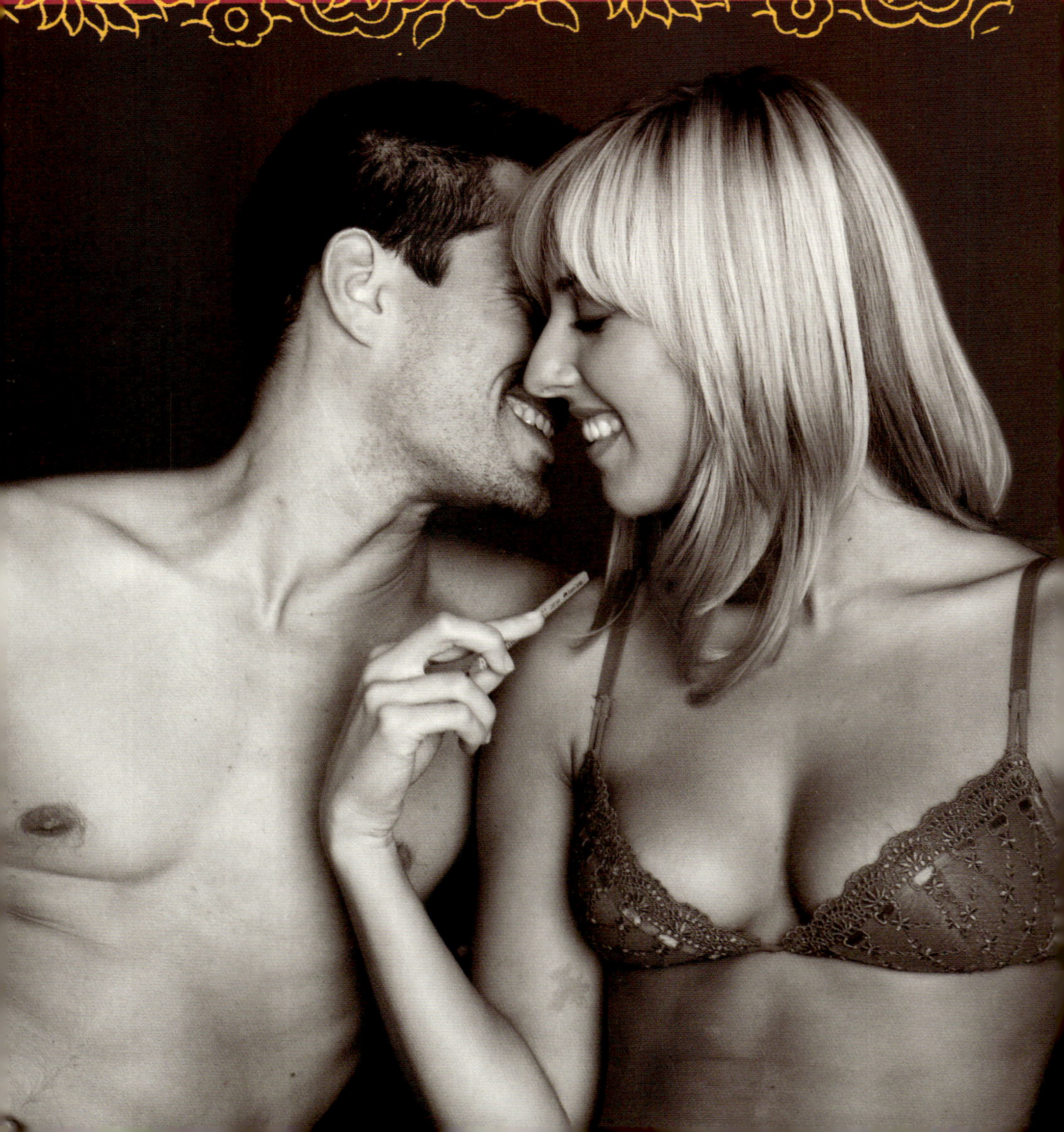

SEX UP YOUR LIFE – MIT KAMASUTRA

Es gibt Blümchensex, guten Sex, liebevollen Sex, Kuschelsex, alltäglichen Sex – und es gibt Supersex! Egal, wie viel Spaß Sie bisher im Bett hatten, steigern Sie Ihre Lust. Damit das klappt, ist Teamwork gefragt. Durch den Kamasutra-Liebestest werden Sie Neues über die Fantasien, sexuellen Wünsche und Vorlieben Ihres Partners erfahren. Wichtig: Seien Sie hundertprozentig ehrlich zueinander. Eine Sexualtherapeutin gibt wertvolle Beziehungstipps, und wenn Sie sich fünf Tage Zeit für die Liebe nehmen, schärfen Sie Ihre Sinne. So kommt neue Erotik ins Liebesleben!

WISSEN SIE, WAS IHR PARTNER IM BETT WILL?

Sorgen Sie für eine entspannte und angenehme Atmosphäre und stellen Sie sich die folgenden Fragen gegenseitig! Die wichtigste Regel beim Kamasutra-Liebestest: Wer fragt, darf nachhaken, sollte die Antworten aber nicht werten, sondern einfach auf sich wirken lassen. Und: Sprechen Sie immer in der dritten Person. Also: mein Partner, meine Partnerin ... So können Sie leichter mit Kritik umgehen. Wenn sich durch die Fragen ein Gespräch über Ihre Sexualität entwickelt – umso besser!

Kamasutra-Liebestest

1. Fühlen Sie sich von Ihrem Partner/Ihrer Partnerin begehrt? Wenn ja, warum – und in welchen Momenten besonders? Falls nein, warum nicht?
2. Welche Körperstellen mögen Sie an sich besonders gern?
3. Was finden Sie an Ihrem Partner/Ihrer Partnerin erotisch?
4. Was schätzen Sie an Ihrem Partner als Liebhaber/an Ihrer Partnerin als Liebhaberin besonders?
5. Welche Note von 1 bis 6 würden Sie Ihrem Liebesleben geben?
6. Was gefällt Ihnen an Ihrem Sexleben?
7. Was stört Sie?
8. Was würden Sie gerne verändern?
9. Wie verführen Sie Ihren Partner, Ihre Partnerin am liebsten – und wie werden Sie am liebsten verführt?
10. Was verstehen Sie unter einem perfekten Vorspiel?
11. Welches erotische Erlebnis hat Ihnen besonders gut gefallen – und warum?
12. Ist das Geben und Nehmen in Ihrem Liebesleben ausgeglichen?
13. Welche Stellung oder Praktik mögen Sie am liebsten? Und warum?
14. Wie bringt Sie Ihr Partner/Ihre Partnerin am schönsten zum Höhepunkt?
15. Hätten Sie gern seltener (oder öfter) Sex mit Ihrem Partner/Ihrer Partnerin? Wie oft am liebsten?

16. Wenn Sie einen erotischen Wunsch frei hätten – was würden Sie sich wünschen?
17. Was ist für Sie ein perfektes Nachspiel?
18. Was ist für Sie der größte Lustkiller?

Extrafragen an SIE

19. Haben Sie das Gefühl, dass Ihr Partner öfter an seine eigene Befriedigung denkt als an Ihre?
20. Kommen Sie durch den Akt selbst zum Orgasmus, oder brauchen Sie die Stimulation der Klitoris?

Extrafragen an IHN

21. Ist Ihnen die Befriedigung Ihrer Partnerin genauso wichtig wie Ihr eigener Höhepunkt?
22. Außer der Stimulation des Penis: was steigert Ihre Erregung beim Sex?

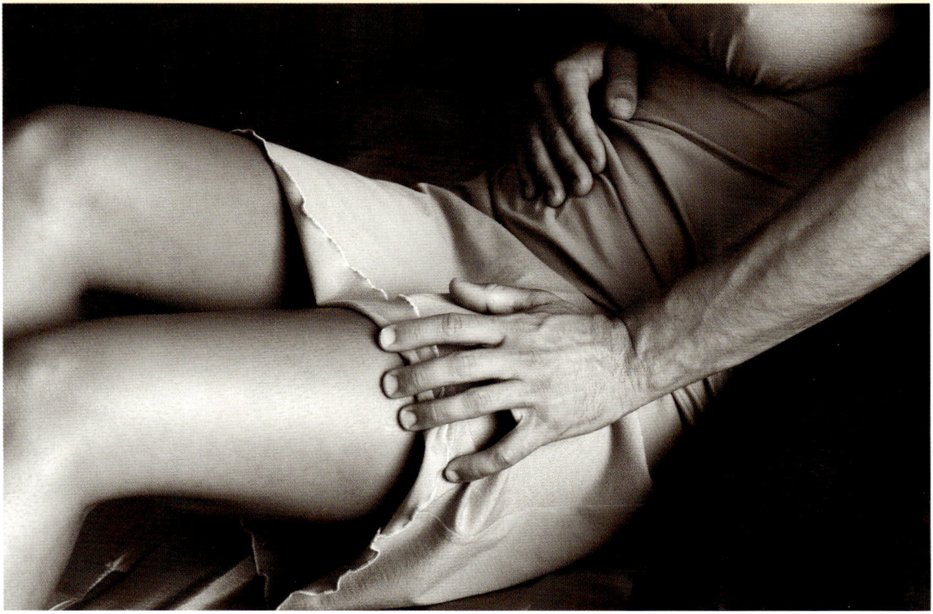

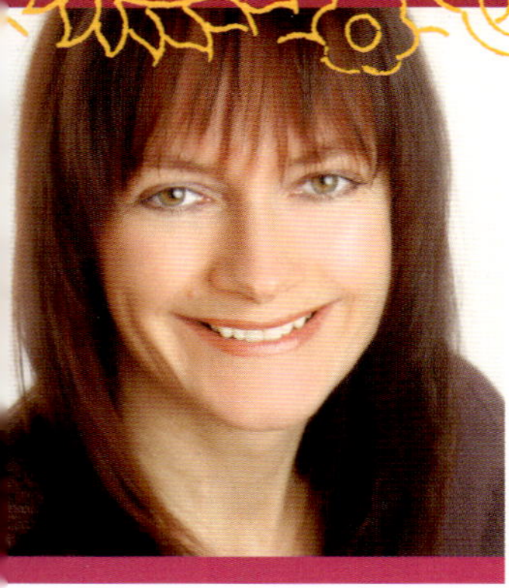

»GUTER SEX FÄLLT NICHT VOM HIMMEL!«

Gabriele Leipold arbeitet als Paar- und Sexualberaterin in München.

➤ *Wie wichtig ist Sex in einer Beziehung?*
Sex ist ein wesentlicher Bestandteil einer Partnerschaft und nicht nur auf den Akt beschränkt. Das tägliche Miteinander bietet viele Möglichkeiten für die Erotik: Wie sehe ich den anderen an, wie präsentiere ich mich ihm, wie aufmerksam bin ich ihm gegenüber ... Sexualität ist nur dann dauerhaft gut, wenn auch die Partnerschaft als positiv empfunden wird. Wenn Sex in der Beziehung fehlt oder für beide unbefriedigend ist, dann stimmt etwas nicht.

➤ *Passiert guter Sex einfach?*
Guter Sex fällt, wenn überhaupt, nur am Anfang der Liebe vom Himmel! Beide sind in der ersten Verliebtheitsphase noch offen und die Hormone tun das Übrige. Doch verringert sich diese Offenheit mit der Zeit. Das hat mit Alltagstrott, mit Enttäuschungen, aber auch damit zu tun, dass man weiß, wie man den anderen am schnellsten zum Höhepunkt bringt. Warum experimentieren, wenn klar ist, wie man den Partner immer zum Orgasmus bringt? So kann Sex zur schnellen Nummer oder Pflichtübung werden. Deshalb ist es wichtig, mit dem Partner im Gespräch zu bleiben – auch über den aktuellen Stand der sexuellen Wünsche. Wenn es eine Frau anfangs liebte, richtig hart genommen zu werden, heißt das nicht für alle Zeit, dass sie immer die passive Rolle beim Sex übernehmen will.

➤ *Wie viel Sex braucht die Liebe?*
Eine beginnende Liebe braucht sehr viel Sex. Wenn es mit dem Sex am Anfang schon schwierig ist, sollte man sich überlegen, ob man überhaupt zusammenbleiben will. Es wird nicht viel besser werden! Die Anfangszeit einer Beziehung bildet das Fundament der Liebe. Paare, die mehr als zwei Jahre zusammenleben, sollten zwischen dreimal pro Woche und einmal in 14 Tagen Sex haben, Paare mit kleinen Kindern zwischen einmal in 14 Tagen und einmal im Monat. Eltern von Babys, die oft nachts aufstehen müssen, haben manch-

mal im ersten Jahr überhaupt keinen Sex. Jedes Paar, egal ob mit oder ohne Kinder, braucht mindestens einen freien, gemeinsamen Abend pro Woche. Falls Sie Kinder haben, sollten Sie mindestens einen Tag am Wochenende als Familie etwas unternehmen. Einmal im Quartal brauchen Sie ein Wochenende zu zweit.

Dies ist das Minimum zur Beziehungspflege. Sexualität kann sich nur entwickeln und erhalten, wenn man der Partnerschaft auch Zeit einräumt.

➤ *Was tun, wenn die Lust beider Partner ungleich verteilt ist?*

Niemand sollte sich zum Sex zwingen, das kann das Vergnügen am Sex nachhaltig verderben! Vatsyayana wusste, dass es keinen Spaß macht, mit einem gelangweilten Partner Sex zu haben. Überlegen Sie, wodurch diese unterschiedliche Lust entsteht, statt Kompromisse einzugehen. Ein Beispiel: Manche Männer möchten nicht deshalb Sex, weil sie Lust auf ihre Frau haben, sondern um sich zu entspannen oder um sich versorgt zu fühlen. Die Partnerin spürt das und reagiert mit Unlust. Sie fühlt sich nicht wirklich begehrt. Solche Dinge kann man nur durch gemeinsame Gespräche aus dem Weg räumen. Wenn bei einem Paar alles stimmt, er jedoch jeden Tag Lust hat und sie nur alle zwei Wochen, sollte man einen Kompromiss finden. Zum Beispiel: Man trifft sich einmal in der Woche zur Liebessitzung. Massieren Sie sich, streicheln Sie sich, küssen Sie sich. Wichtig ist, dass der Partner, der weniger Lust hat, immer die Möglichkeit hat, »Stopp« zu sagen.

➤ *Was tut man gegen Routine beim Sex?*

Routine mag einer Partnerschaft zwar scheinbar Sicherheit geben, ist dauerhaft aber schädlich für die Lebendigkeit in der Beziehung. Das einzige Gegenmittel: Probieren Sie Neues aus. Das gilt für alle Lebensbereiche und natürlich auch für den Sex. Verändern Sie immer mal etwas in Ihrem Leben. Probieren Sie andere Outfits, oder legen sich ein neues Hobby zu. Ein gemeinsames Hobby beflügelt jede Partnerschaft (zum Beispiel ein Tanzkurs). Sie könnten Ihren Partner auch mit einer anderen Sichtweise überraschen. Was immer gegen Routine hilft, sind regelmäßige intensive Paargespräche, bei denen sich jeder dem anderen öffnet.

Für eine dauerhaft lebendige Sexualität ist es auch wichtig, dass jeder dem anderen ein Eigenleben zubilligt. Ein Partner wird nur dann als erotisch empfunden, wenn er als Gegenüber mit eigenen Gedanken und Wünschen wahrgenommen wird. Viele Menschen versuchen, weil sie diese Unterschiede als bedrohlich empfinden, sie nicht zuzulassen. Das führt zum Verlust jeder befriedigenden Sexualität. Guter Sex lebt von den Unterschieden zwischen zwei Menschen.

➤ *Wie sage ich, was ich im Bett will?*

Viele Menschen schämen sich für ihre sexuellen Wünsche und Fantasien, weil sie diese für schmutzig halten und befürchten, dass der andere nicht gut damit umgehen könnte.

Es gibt einen Unterschied zwischen sexuellen Wünschen, die man leben will, und denen, die man gerne nur in der Fantasie auslebt. Wenn es sich um Bedürfnisse handelt, die man mit dem Partner erleben will, sollte man schon zu Beginn der Beziehung vorsichtig testen, ob der andere darauf anspricht. Wenn er es ablehnt, sollte man in einer entspannten Situation und ohne Vorwürfe nachfragen, wie er dazu steht. Oft deutet man das Verhalten des anderen im Bett falsch und es führt zu Missverständnissen.

Ein Tipp: Richten Sie Ihre sexuellen Bedürfnisse als Wunsch und nicht als Forderung an den anderen, und er wird viel besser damit umgehen. Manchmal sind sexuelle Fantasien nicht mehr interessant, wenn sie in die Realität umgesetzt werden. Hat man das Bedürfnis eine Fantasie mit dem Partner auszuprobieren, sollte man es als Wunsch an ihn richten und ihn nicht unter Druck setzen.

Findet der Partner keinen Gefallen daran, etwa an SM-Rollenspielen, bleibt nur die Möglichkeit sie so abzuwandeln, dass es für beide passt. Zwingt sich ein Partner dauerhaft zu etwas, was er nicht mag, verliert er die Lust am Sex mit dem anderen. Es ist nur selten der Fall, dass beide Partner exakt die gleichen Wünsche im Bett haben. Weichen die sexuellen Interessen allerdings total voneinander ab, ist eine dauerhafte Beziehung so gut wie ausgeschlossen.

➤ *Welche Rolle spielt die Gleichberechtigung beim Sex?*

Der Sex lebt von den Unterschieden. Gleichberechtigung beim Sex sollte so verstanden werden, dass jeder auf seine Kosten kommt. Viele Frauen sind heute so sehr damit beschäftigt, eine tolle Liebhaberin zu sein, dass sie sich nur noch schwer hingeben können. Sie sind so in ihrem Kopf und spüren dabei kaum noch ihren Körper. Dies führt unweigerlich zu Orgasmusstörungen. Gerade Menschen, die in ihrem Beruf viel Macht ausüben, bevorzugen es, beim Sex die untergeordnete Rolle einzunehmen. Eine ausgefüllte Sexualität bedeutet, dass jeder mal die Führung übernehmen darf. Gleichzeitig sollten beide aber auch lernen, mal passiv zu sein und sich dem Partner hinzugeben. Nicht nur Macht, sondern auch Unterlegenheit kann beim Sex lustvoll sein.

➤ *Schließen sich Bequemlichkeit und guter Sex aus?*

Ja! Denn Sex bedeutet auch Anstrengung und auf den Partner einzugehen. Guter Sex ist ein »Liebesspiel«. Wie das Wort »Spiel« sagt, ist damit immer eine gewisse Offenheit für Neues enthalten. Viele Menschen kennen die aktuellen sexuellen Fantasien ihres Partners gar nicht. Fremdgehen (abgesehen vom One-Night-Stand) passiert immer dann, wenn über längere Zeit gravierende Defizite in der Partnerschaft bestehen, an denen nicht gearbeitet wird. Das Kamasutra zielt ja auch darauf ab, Langeweile in der Ehe zu verhindern, um vor dem Fremdgehen zu schützen. Denn: Wer immer mal was Neues im Bett ausprobiert, bekommt nicht so schnell Lust auf fremde Haut.

➤ *Wie wichtig ist Selbstbefriedigung?*

Es kommt darauf an, ob die Selbstbefriedigung statt der gemeinsamen Sexualität oder als Ergänzung stattfindet. Zeigt ein Mensch wenig Interesse am Sex mit seinem Partner, befriedigt sich aber oft selbst, so wird das vom Partner natürlich als Verletzung empfunden. Hat ein Mann hingegen viel mehr Lust auf Sex als seine Frau, empfehle ich Selbstbefriedigung.

Viele Männer erregt es, wenn sie ihrer Partnerin bei der Selbstbefriedigung zusehen dürfen. Außerdem ist sie ein wichtiges Instrument, um den eigenen Körper zu entdecken und sexuelle Fantasien zu entwickeln. Deshalb sollte man die Masturbation als Bereicherung des gemeinsamen Liebeslebens sehen. Wenn Sie Ihren Partner bei der Selbstbefriedigung »erwischen«, sollten Sie sich zuerst zurückziehen. Falls es Sie beschäftigt und Sie es nicht als selbstverständlich empfinden, sprechen Sie es bei Gelegenheit an. Selbstbefriedigung ist eine völlig andere Art von Sexualität als der Sex mit dem Partner. Viele Menschen befriedigen sich zur Entspannung, wenn sie gerade nicht genug Energie für den Sex mit dem Partner haben.

➤ *Warum täuschen Frauen einen Orgasmus vor?*

Es gibt viele Frauen, die noch nie einen Orgasmus hatten. Und es gibt Frauen, die beim Geschlechtsverkehr keinen Höhepunkt haben, weil die Klitoris nicht stimuliert wird. Dies trifft auf zwei Drittel aller Frauen zu. Es erfordert heute sehr viel Selbstbewusstsein für eine Frau, dies vor einem Mann zuzugeben. Manche Männer reagieren auch nicht gerade sensibel darauf, zumal sie ihre Liebhaberqualitäten dadurch in Frage gestellt sehen. Die Frau umgeht durch das Vortäuschen eines Orgasmus peinliche Fragen und Diskussionen. Andererseits verzichtet sie aber auch auf den Genuss, denn ihr Partner würde sich vielleicht mehr um sie bemühen.

FÜNF TAGE ZEIT FÜR DIE LIEBE

Vatsyayana sagt: »Die Liebe pflanzen ist nicht genug: Man muss sie auch begießen!« Viele Menschen sind jedoch davon überzeugt, dass ihre Beziehung generell in Frage gestellt ist, wenn das Liebesleben einschläft. Doch so ist es oft gar nicht! Je weniger Sex man hat, desto weniger braucht man davon. Eine schwache Libido ist also auch Gewohnheitssache. Stress, ungelöste Probleme, berufliche, familiäre oder persönliche Sorgen können Gründe sein, warum sich zwei Menschen, die sich lieben, sexuell immer weiter voneinander entfernen. Die Abwesenheit von Sex in einer Beziehung ist also keinesfalls ein Indiz dafür, dass die Liebe ein für alle Mal abhanden gekommen ist. Doch fehlende sexuelle Lust in einer Beziehung muss nicht zum Dauerzustand werden: Nehmen Sie sich fünf Tage für die Liebe und finden Sie wieder zueinander. Vielleicht entdecken Sie die Verliebtheit von früher wieder.

1. TAG LERNEN SIE SICH NEU KENNEN

Job, Familie, Hobby, Sport, Freunde – unser Leben ist vollgestopft mit Verpflichtungen und Dingen, von denen wir glauben, sie wären unheimlich wichtig. Viele Menschen sind im Beruf schon genug eingespannt, doch statt am Wochenende zu entspannen, stürzen sie sich in Freizeitstress. Steigen Sie aus diesem Hamsterrad aus! Stimmen Sie sich auf fünf Tage ein, die im Zeichen der Liebe stehen.

Der erste Tag ist die Basis. Egal, ob es ein Sonntag oder ein Urlaubstag ist, es sollte keine Termine geben – keine Einkäufe, keine Autowäsche, keine Telefonate, keine Akten. Schalten Sie Ihr Handy und den Computer ab und schenken Sie Ihren Kindern ein paar Tage bei Freunden oder in einem Feriencamp.

Heute machen Sie sich einen schönen Tag als Paar. Beschäftigen Sie sich nur mit Ihrer Beziehung. Sprechen Sie über Belangloses und nähern Sie sich einander bewusst an. Sehen Sie sich gegenseitig an, als ob Sie sich noch nie gesehen hätten. Und

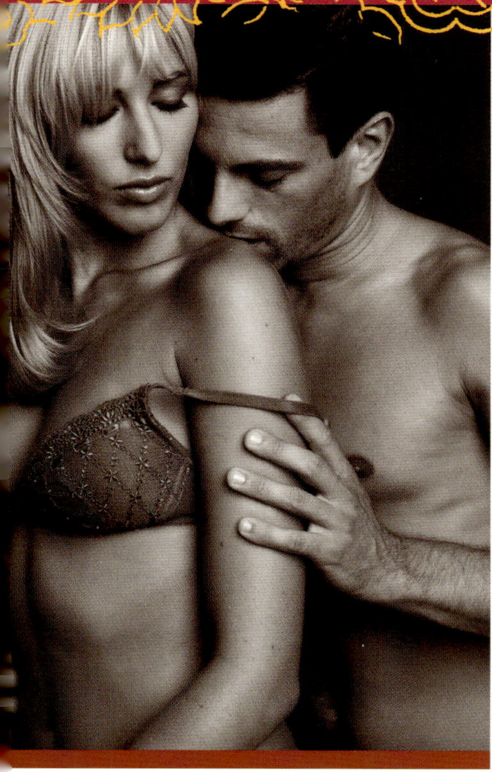

Wecken Sie die Neugier aufeinander – so, als ob Sie sich gerade erst kennen gelernt hätten.

suchen Sie nach den Dingen bei Ihrem Partner, in die Sie sich einst verliebt hatten: sein stolzer Gang, ihre schönen Hände, sein offenes Lächeln, ihr verschämter Blick, wenn ihr etwas peinlich ist …

2. TAG IN ERINNERUNGEN SCHWELGEN

Beginnen Sie den zweiten Tag mit einem gemeinsamen Frühstück. Ohne ein Telefon, das ständig klingelt, ohne SMS, ohne E-Mails, ohne Fernsehen, nicht mal die Frühstückszeitung wird heute gelesen – ist das nicht schön?

Brechen Sie Gewohnheiten! Sprechen Sie über alte Zeiten, statt sich Gedanken über die Weltpolitik zu machen. Hier ist Ihr Leben – und Sie sind mittendrin. Erinnern Sie sich an Ihr erstes gemeinsames Date? Wie haben Sie sich damals gefühlt? Waren Sie aufgeregt?

Gegen Mittag unternehmen Sie etwas, das Sie schon lange nicht mehr getan haben. Fahren Sie an Ihren Lieblingssee zum Picknicken oder besuchen Sie das Café oder das Restaurant, in dem Sie sich zu Beginn Ihrer Beziehung oft getroffen haben. Und schwelgen Sie in Erinnerungen. Gegen Abend kramen Sie alte Fotos, Liebesbriefe und Geschenke heraus. Lachen Sie gemeinsam, und versuchen Sie, sich zurückzuversetzen in die Zeit, als Ihre Liebe begann – als Sie eine völlig zerdrückte Zahnpastatube, herumliegende Socken oder ein ungemachtes Bett noch nicht gestört haben. Setzen Sie sich die rosarote Brille auf – und konzentrieren Sie sich nur auf die Schokoladenseite Ihres Partners.

3. TAG
BERÜHREN SIE SICH ZART

Wenn Sie frei haben, unternehmen Sie etwas Schönes zu zweit. Sollten Sie beide wieder vom Alltag eingeholt worden sein, versuchen Sie die Stimmung der letzten beiden Tage zu bewahren. Rufen Sie Ihren Partner oder Ihre Partnerin im Büro an oder schreiben Sie süße SMS. Vielleicht etwas intimer und mutiger, als Sie es für gewöhnlich tun.

Am Abend haben Sie ein Date! Gehen Sie gemeinsam schwimmen, in die Sauna oder nehmen Sie ein Bad. Wichtig ist, dass Sie beide vollkommen nackt sind. Sehen Sie sich an – und spüren Sie die Intimität und das Vertrauen. Berühren Sie sich zärtlich. Fahren Sie sich gegenseitig durch das Haar, massieren Sie sich, umarmen Sie sich. Vergessen Sie den Alltag! Genießen Sie einfach nur den Moment und denken Sie nicht daran, was Sie morgen alles erledigen müssen.

Wenn Sie gewöhnlich in einem Schlafanzug zu Bett gehen, dann wählen Sie heute ein sinnliches, sexy Nachtgewand: Vielleicht tragen Sie Ihre schönste Unterwäsche oder Sie haben Lust, ganz nackt zu schlafen. Verändern Sie Ihr Einschlaf-Ritual. Wenn Sie gerne allein im Bett liegen und ein Buch lesen, dann lesen Sie sich heute gegenseitig etwas vor, hören Sie Ihre Lieblings-CD an oder erzählen Sie sich gegenseitig noch etwas Schönes. Versuchen Sie, den Partner in Ihr Leben einzubinden.

4. TAG
WECKEN SIE DIE NEUGIER

Der kommende Tag steht ganz im Zeichen der Erotik. Heute machen Sie sich gegenseitig heiß – allerdings auch nicht mehr. Betrachten Sie diesen Tag als ein besonders intensives und langes Vorspiel. Alles ist erlaubt, nur zum Geschlechtsverkehr darf es noch nicht kommen. Je länger es dauert, desto befriedigender wird Ihre nächste »Liebessitzung«.

Tun Sie etwas, das Sie beide am meisten antörnt. Vielleicht sehen Sie sich ein Sexvideo an und berühren sich dabei gegenseitig oder jeder berührt sich selbst. Oder: Stöbern Sie in erotischer Literatur, streicheln Sie sich, küssen Sie sich, massieren Sie sich gegenseitig, entdecken Sie erogene Zonen an sich und an Ihrem Partner, verwöhnen Sie sich oral. Kramen Sie ein längst vergessenes Sexspielzeug wieder heraus und bringen Sie es zum Einsatz. Vielleicht wollen Sie sich gegenseitig die Augen verbinden oder den Partner mit einem Tuch ans Bett fesseln. Ihre wichtigsten Werkzeuge aber sind Ihre Hände und Ihr Mund.

Versuchen Sie, die Zärtlichkeiten, die Sie Ihrem Partner schenken, selbst nachzuempfinden. Versetzen Sie sich in den Körper und, wenn möglich, in die Empfindungen Ihres Partners oder Ihrer Partnerin. Das steigert Ihre Erregung. Verzichten Sie auf genitalen Kontakt. Sie können stöhnen und erregt sein, doch den Orgasmus sollten Sie herauszögern. Sonst brechen Sie die Spannungskurve!

5. TAG
HABEN SIE TOLLEN SEX

Sie werden sehen, das lange Vorspiel hat sich gelohnt! Heute haben Sie garantiert tollen Sex.

Doch zunächst verbringt jeder den Nachmittag für sich allein. Das große Finale wird am Abend stattfinden. Bereiten Sie sich darauf vor, als hätten Sie den ersten Sex Ihres Lebens. Duschen Sie sich, rasieren Sie sich bei Bedarf, cremen Sie Ihren ganzen Körper ein, pflegen Sie Ihre Fuß- und Ihre Fingernägel, waschen Sie sich Ihre Haare mit einem duftenden Shampoo – machen Sie sich so attraktiv wie möglich. Anschließend betrachten Sie sich nackt im Spiegel. Konzentrieren Sie sich ausschließlich auf das, was Sie an sich selbst schön finden. Schließen Sie die Augen und berühren Sie sich. Fühlen Sie sich sexy und begehrenswert.

Bald ist es so weit! Beginnen Sie den Abend mit einem schönen Abendessen zu zweit, einem Kinobesuch oder einem Spaziergang bei Sonnenuntergang. Sagen Sie sich gegenseitig, was Sie füreinander empfinden. Wieder zu Hause angekommen machen Sie es sich dort gemütlich, wo Sie gerne Sex machen wollen. Küssen Sie sich, sehen Sie einander tief in die Augen – nehmen Sie die Spannung zwischen Ihnen beiden wahr. Ziehen Sie sich langsam aus, beginnen Sie mit einem langen Vorspiel und haben Sie dann Sex, so wie Sie ihn am liebsten mögen.

Spätestens nach diesem Experiment werden Sie erkennen, dass Sex nicht gleich Sex ist. Ein erfüllendes Liebesleben hängt von vielen Faktoren ab. Nun sind Sie mitten in der Phase, in der Sie Ihr Leben mit noch mehr Liebe und Sinnlichkeit bereichern können. Die Kamasutra-Box wird Ihnen dabei eine wertvolle Hilfe sein.

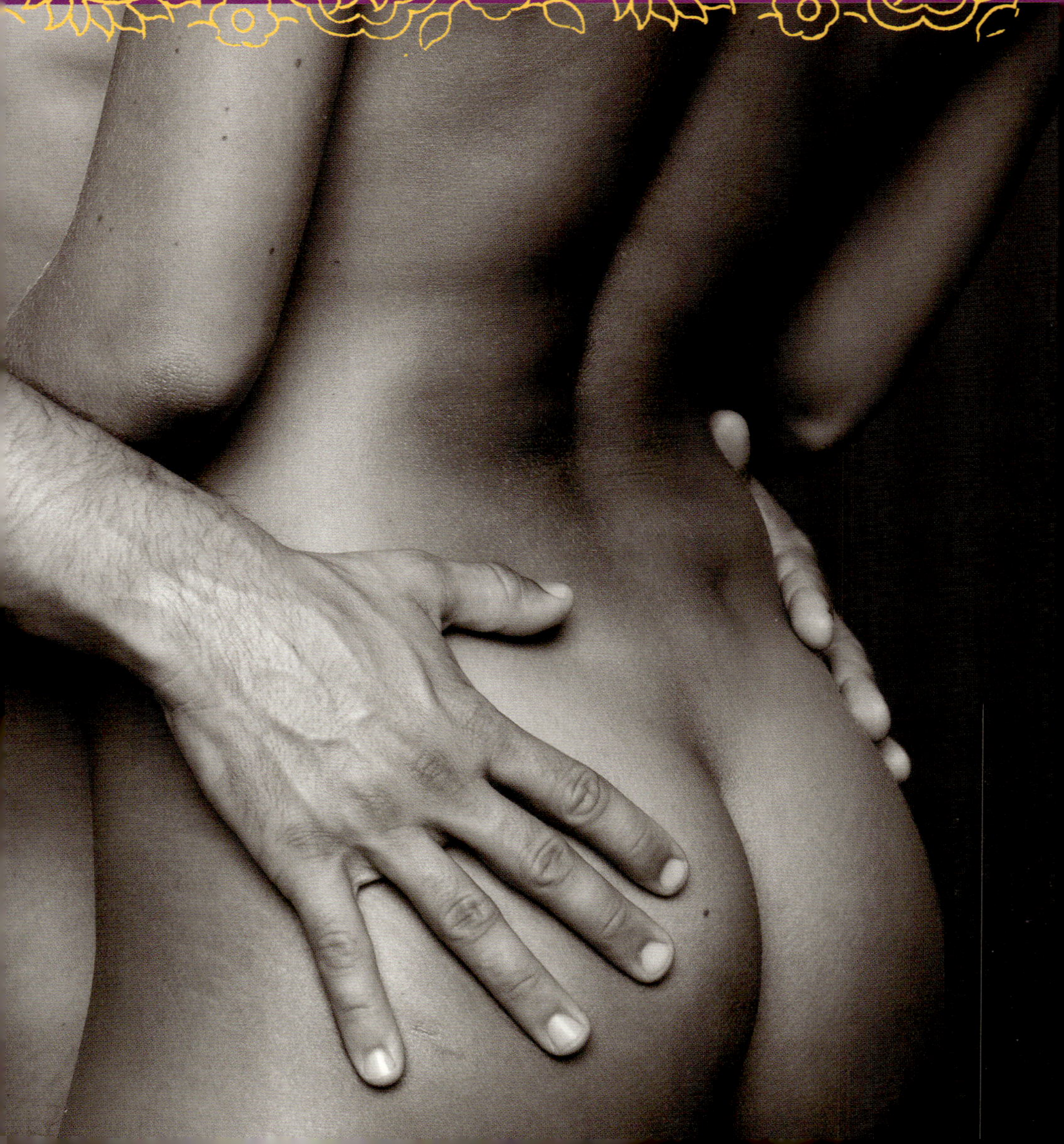

Oberlippe, saugen Sie an ihrer Unterlippe und küssen Sie sie, wie Sie es lieben …

Ihre Brüste

Die Brust ist die Brücke zur Vagina, deshalb werden viele Frauen erst erregt und feucht, wenn ihre Brüste liebkost werden. Die weiblichen Brüste sind bei den meisten Frauen der Hot Spot Nummer eins! Setzen Sie Ihr komplettes Liebeswerkzeug an ihren Brüsten ein: Hände, Zunge, Penis. Umkreisen Sie ihre Brüste mit der Zunge oder den Händen, lutschen Sie daran, kneten Sie sie, nehmen Sie beide Brüste in Ihre Hände, drücken Sie sie wie ein Push-up nach oben und saugen Sie an ihren Brustwarzen. Vielleicht gefällt ihr auch die etwas härtere Variante? Dabei zwicken Sie die Brustwarzen sanft zusammen.

Ihr Bauch

Ein schöner Bauchnabel ist so sexy … Zeigen Sie ihr, wie sehr Sie ihren Bauch lieben, indem Sie sich ihm intensiv widmen. Fahren Sie den Bereich zwischen Schambein und Bauchnabel mit der flachen Hand von rechts nach links ab, streicheln Sie ihre Taille und küssen Sie ihren Bauchnabel. Ein Klassiker: Schlürfen Sie Champagner aus ihrem Nabel oder lecken Sie Sahne oder Joghurt von ihrem Bauch. Mit jedem »Schleck« wird ein wohliges Gefühl durch ihren Körper strömen.

Ihr Po

Körperstellen, die fast immer bekleidet sind, sind besonders sensibel. Der Po gehört zu den hocherogenen Zonen der Frau. Streicheln Sie sanft über ihre Pobacken, kneifen Sie hinein, ziehen Sie beide Backen leicht auseinander und verstreuen Sie Küsse auf ihrem gesamten Hinterteil. Liebkosen Sie auch den unteren Rücken – Berührungen an dieser Stelle wirken elektrisierend.

Ihre Beine

Frauen lieben Männer, die sich nicht gleich auf ihre Vagina stürzen, sondern sich zunächst den verborgenen Schätzen widmen. Frauen wissen Männer zu schätzen, die die Innenseiten der Oberschenkel verwöhnen, die Beine ablecken, die Kniekehlen mit Küssen versehen und das Einmaleins der erotischen Fußmassage beherrschen. Tipp an ambitionierte Sexgötter: Küssen Sie ihre Füße, streicheln Sie ihre Beine, kneten Sie ihre Ballen und fahren Sie langsam in die Zwischenräume ihrer Zehen. Und tun Sie das mit Leidenschaft. Für diese Mühen werden Sie garantiert belohnt.

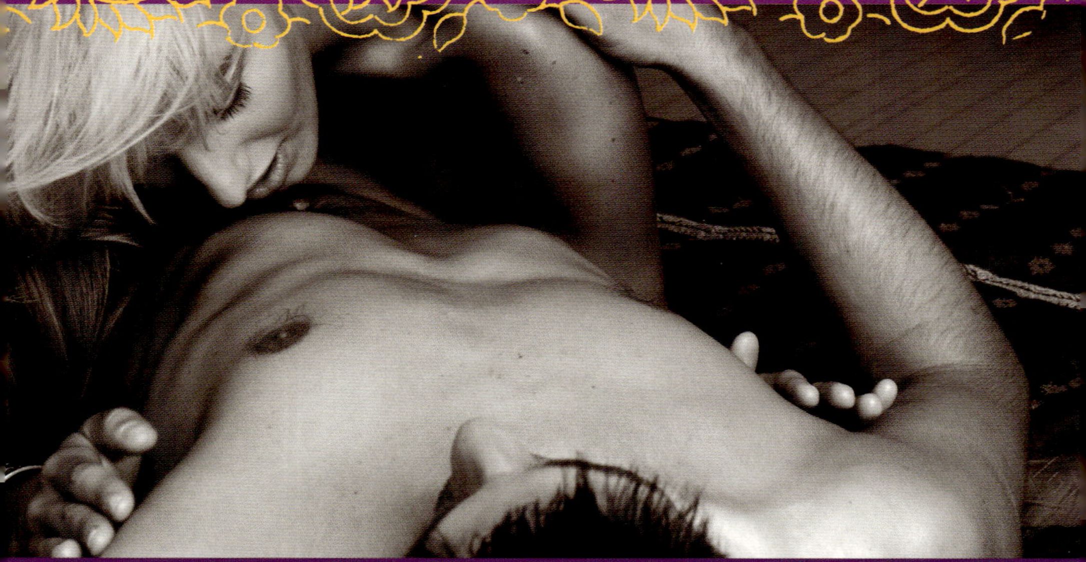

SEINE HOT SPOTS

Arme, Schultern, Hände, Finger, Nacken ...

Viele Männer legen Wert auf muskulöse Oberarme und trainierte Schultern. Sie sind das Symbol für Stärke und Männlichkeit. Schenken Sie ihm Bewunderung. Streicheln Sie über seine Schultern, küssen Sie die Innenseiten seiner Ober- und Unterarme und umkreisen Sie seine Handinnenflächen. Viele Männer mögen es auch, wenn Sie an seinen Fingern knabbern, saugen oder lutschen. Auch seinen Nacken, die Kopfhaut und die Rückseiten der Schultern sollten Sie nicht vernachlässigen.

Seine Brust

Manche Männer werden durch Berührungen an der Brust fast wahnsinnig vor Erregung – andere finden's zu kitzelig oder reagieren überhaupt nicht auf das Brust-Verwöhn-Programm. Finden Sie heraus, was er mag. Streicheln Sie zunächst seine Brustpartie seitlich, umkreisen Sie seine Brustwarzen, lecken und saugen Sie daran. Variieren Sie Druck und Geschwindigkeit und beobachten Sie, was ihn eher kalt lässt und was ihn am meisten in Fahrt bringt.

Sein Rücken

Wenn Sie seinen Rücken verwöhnen, dann kommen Sie sehr nah an sein zentrales Nervensystem (das gilt natürlich umgekehrt genauso). Wenn Sie dort Ihrer Fantasie freien Lauf lassen und Zärtlichkeiten verstreuen, entlädt sich ein Feuerwerk an Gefühlen in seinem gesamten Körper.

Und so geht's: Streichen Sie mit Ihren Fingerspitzen an seiner Wirbelsäule entlang – vom unteren Rücken bis hinauf zum Nacken. Ganz langsam und sanft! Dann drücken Sie Ihre Daumen gegeneinander, gleichzeitig spreizen Sie die Finger seitlich ab – nun fahren Sie von den Schultern hinab bis zum Po. Küssen Sie seinen Rücken, streicheln Sie mit Ihren Brüsten entlang oder massieren Sie seine Rückseite mit warmem Massageöl.

Sein Po und seine Hüfte

Der Vorteil eines knackigen Männerpos? Sie können richtig fest zupacken, denn er ist gut trainiert. Kneifen Sie seine Pobacken, beißen Sie sanft hinein, massieren Sie die Außenseiten der Oberschenkel (seitlicher Po) und wandern Sie langsam nach vorn zu seinen Hüftknochen. Liebkosen Sie den Bereich über seinem Penis und lassen Sie ihn noch ein wenig zappeln … Sein bestes Stück ist erst später dran.

Sein Damm

Der verborgene Lustmacher, auch Perineum genannt, sitzt zwischen seinem Anus und dem Hodensack. Berührungen in diesem Bereich kann eigentlich kaum ein Mann widerstehen. Wie auf Knopfdruck wird sich seine Erregung steigern. Eine Massage mit einem oder zwei Fingern fühlt sich wunderbar an. Fahren Sie langsam nach vorn und wieder zurück, drücken Sie mal leicht, dann wieder etwas fester – und genießen Sie das Schauspiel, das sich vor Ihren Augen auftut.

Sein Kopf

Auch bei den Männern beginnt der Sex im Kopf. Wer wollte das bestreiten? Erregen Sie ihn, indem Sie sich sexy anziehen und bewegen. Er darf Sie nicht berühren, und auch Sie berühren ihn nicht. Was wohl passieren wird?

DAS PERFEKTE VORSPIEL

Die Vorbereitung auf den Liebesakt kann man zu einer hohen Kunst perfektionieren. Und wer denkt, dass das Vorspiel ausschließlich im Bett und kurz vor dem Koitus stattfindet, der kann noch eine Menge dazulernen.

KÖRPERPFLEGE – SEXY UND SINNLICH

Schon allein aus Respekt vor Ihrem Partner und Ihrem Körper sollten Sie sich vor dem Liebesspiel der Körperpflege widmen. Vielleicht lachen Sie über diesen Tipp, denn das ist für Sie völlig selbstverständlich. Entscheidend ist aber die Art der Pflege. Viel hilft nicht immer viel. So sollten die Genitalien nicht zu häufig mit scharfen Duschgels in Berührung kommen. Dadurch wird die natürliche Flora der sensiblen Haut zerstört. Außerdem verändern Duschgels und Seifen Ihren ganz persönlichen Körpergeruch, der natürliche Lockstoffe enthält. Warmes Wasser, gelegentlich etwas Seife, und eine sanfte Reinigung mit den Händen oder einem Waschlappen sind völlig ausreichend. Cremen Sie Ihren ganzen Körper anschließend mit kreisenden Bewegungen ein – und genießen Sie die sanfte Massage. Wenn es Ihnen gefällt, rasieren Sie sich. Heutzutage bevorzugen viele Paare einen rasierten oder gestutzten Intimbereich. Kaufen Sie sich schöne Unterwäsche. Frauen finden übrigens auch Männer viel attraktiver, wenn diese schöne Wäsche tragen. Oder probieren Sie doch mal rote Dessous aus! Hier ist Abwechslung Trumpf. Überraschen Sie Ihren Partner mit einem neuen Duft – einem Parfüm, After Shave oder einer neuen Bodylotion.

MACHEN SIE SICH GEGENSEITIG NASS!

Ein gemeinsames Wannenbad kann die Liebe beflügeln! Es ist sehr erotisch, sich nackt gegenüberzusitzen, ohne den Körper des Partners in seiner vollen Pracht zu sehen. Reiben Sie sich gegenseitig mit Schaum ein, massieren Sie Nacken und Kopf – oder verwöhnen Sie sich gegenseitig an Stellen, die Sie besonders mögen. Auch das gemeinsame Duschen kann sehr erotisch sein. Trocknen Sie sich anschließend gegenseitig ab, föhnen Sie sich die Haare, cremen Sie sich gegenseitig ein und rasieren Sie sich. Duftöle, Kerzenschein oder leise Musik im Hintergrund können die Atmosphäre zusätzlich verzaubern.

GEMÜTLICHKEIT IST TRUMPF!

Legen Sie sich im Bademantel oder in Handtüchern eingehüllt auf das Bett oder das Sofa und massieren Sie sich gegenseitig. Widmen Sie sich dabei dem gesamten Körper, von den weniger sensiblen Stellen bis zu den hocherogenen Zonen. Führen Sie kreisende Bewegungen mit den Handflächen aus, mal stärker, mal schwächer – und probieren Sie das Gleiche mit Ihren Fingerspitzen oder den Nägeln. Verwenden Sie Massageöl oder mischen Sie sich selbst verschiedene natürliche Öle zusammen, etwa Kokosöl mit Jasmin. Vatsyayana, der das Kamasutra schrieb, empfahl seinen Lesern, den Raum der Lust mit Blumen zu schmücken, mit schönen Düften zu parfümieren und auf dem Bett ein schönes, weißes, reines Tuch auszubreiten und mit Blüten und Girlanden zu bestreuen. Was für ein Romantiker, dieser Vatsyayana!

DIE KUNST DES KÜSSENS

Auch das Thema Küssen nimmt der Autor des Kamasutra sehr ernst. Er sagt: »Für Küsse gibt es kein Vorher und kein Nachher.« Küssen ist also zu jeder Zeit erlaubt – und erwünscht. Nichts ist intimer und zärtlicher als ein Kuss. Im Kamasutra werden verschiedene Kusstechniken erklärt. Der gemessene Kuss etwa geht so: Sie legt ihren Mund auf seinen, bewegt die Lippen dabei aber nicht. Oder der pochende Kuss. Dabei zieht sie seine Lippe in ihren Mund und zuckt an der Unterlippe. Der Zungenkuss wird im Kamasutra der stoßende Kuss genannt. Dabei umfasst sie seine Lippen und stößt mit der Zungenspitze zu. Neigen Sie Ihren Kopf gelegentlich mal zur Seite, dadurch wird das Küssen abwechslungsreicher und leidenschaftlicher. Vatsyayana wusste: Küsse kann man überall verteilen. »Man küsst auf die Stirn, die Locken, die Wangen, die Augen, die Brust, den Busen, die Lippen, die Mundhöhlen – manche küssen auch die Schenkel, die Achselhöhlen und den Schamhügel.« Weiter ging Vatsyayana nicht. Ob er den Genuss des Oralverkehrs nicht kannte oder aber darüber nicht schreiben wollte, weiß man nicht. Fakt ist, dass im Original-Kamasutra keine Hinweise darauf zu finden sind. Doch heutzutage gehören Cunnilingus und Fellatio für die meisten Liebenden zum Sex einfach dazu.

ORALVERKEHR

Eine weiche warme Zunge kann Sie auf Hochtouren bringen und optimal auf die schönsten Kamasutra-Stellungen vorbereiten. Selbstverständlich können Sie Oralverkehr auch als eine Variante des Liebesspiels sehen, durch die Sie sich gegenseitig zum Höhepunkt bringen. Viele Männer, aber auch Frauen schätzen es, oral verwöhnt zu werden, da der Leistungsdruck wegfällt und sie sich nur auf die eigenen Gefühle konzentrieren können. Nun ein paar wertvolle Tipps, wie Sie sich gegenseitig oral zur Ekstase treiben können:

CUNNILINGUS

Es muss ja nicht immer der Koitus sein, mit dem Sie Ihre Liebste zum Mount Everest der Lust befördern. Bringen Sie Ihre Partnerin auf Wolke sieben: durch die Liebkosung ihrer Yoni mit Mund und Zunge.

Lassen Sie sie zappeln

Frauen lieben es, wenn man sie langsam verführt. Also küssen Sie Ihre Liebste zunächst innig, dann liebkosen Sie ihre Brustwarzen, streicheln ihren Bauch, lecken ihren Bauchnabel, arbeiten sich langsam zu ihrem Venushügel vor, halten kurz inne und streicheln die Innenseiten ihrer Schenkel … Stimulieren Sie ihren Schambereich mit der ganzen Hand, streicheln Sie langsam, dann schneller, von oben nach unten. Kreisende Bewegungen kommen auch sehr gut an. Oder: Nehmen Sie die kleinen Schamlippen zwischen zwei Finger und drücken Sie sie sanft gegeneinander. Dadurch wird die Klitoris indirekt stimuliert. Manchen Frauen gefällt es auch, wenn Sie dabei einen Finger sanft in die Scheide einführen und gefühlvoll ihre Höhle der Lust erkunden.

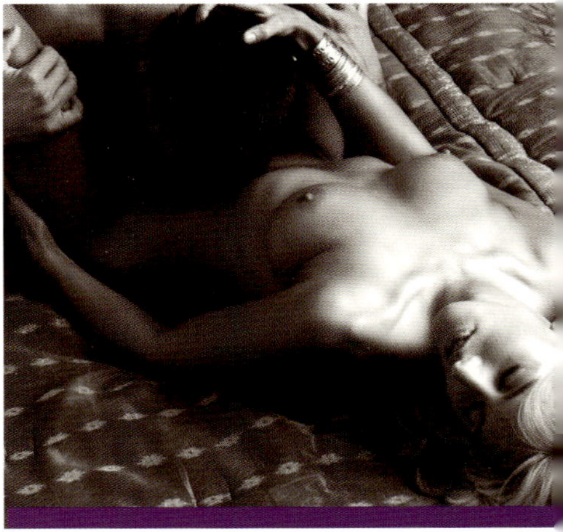

Cunnilingus – auch eine Möglichkeit, sich auf den Kamasutra-Sex vorzubereiten.

Lassen Sie sich zeigen, was ihr gefällt!

Bevor Sie fortfahren, holen Sie sich noch ein paar Insider-Tipps – von ihr. Denn: Jede Frau ist anders und reagiert auf unterschiedliche Reize. Die eine mag es schnell und heftig, die andere eher langsam und sanft. Bitten Sie Ihre Partnerin, Ihnen zu zeigen, wie es ihr am besten gefällt. Sie kann dazu auf Ihrem Bauch die Zungenakrobatik demonstrieren, von der sie träumt – und passen Sie genau auf. Setzt sie eher die Zungenspitze ein oder den ganzen Mund? Macht sie schnelle Bewegungen oder führt sie große langsame Kreise aus?

Starten Sie Ihre Reise mit dem Mund

Lecken Sie ihre äußeren Schamlippen. Dabei wandert Ihre Zunge langsam von oben nach unten. Nun legen Sie Ihre Zunge auf ihren Kitzler (die kleine Perle der Klitoris am oberen Ende der Vulva). Der Kitzler ist so empfindlich, dass Sie nicht zu viel Druck ausüben sollten – sonst verwandelt sich ihre Lust schnell in ein unangenehmes Kitzeln. Fahren Sie mit der Zunge um die Klitoris herum oder küssen Sie sie sanft. Viele Frauen bevorzugen großflächige Bewegungen mit dem Mund statt kleiner, schneller Kreise mit der Zungenspitze. Besonders sinnlich ist es, wenn Sie mit Ihrer Zunge ihre Schamlippen wie ein Eis ablecken und dann die Klitoris umkreisen. Wichtig: Hören Sie nicht auf, sobald Ihre Partnerin zum Höhepunkt kommt. Der weibliche Orgasmus dauert viel länger als der männliche. Also machen Sie weiter – im gleichen Rhythmus mit den gleichen Bewegungen. Woran Sie ihren Orgasmus erkennen? Ihr Körper zuckt, sie stöhnt, rotiert ihr Becken, oder ihre Brustwarzen schwellen stark an – und sie ist ganz selbstvergessen. Einige Frauen atmen schneller – andere genießen ihren Höhenflug in vollkommener Stille. Bei ihnen kann man den Höhepunkt äußerlich nicht erkennen. Machen Sie einfach so lange weiter, bis sie zurückgewiesen werden.

FELLATIO

So treiben Sie ihn mit den Lippen in den Wahnsinn! Oder machen Sie ihn süchtig nach Ihren Zungenspielchen.

Liebkosen Sie sein bestes Stück!

Guter Sex ist für viele Männer gleichzusetzen mit einem guten Blow Job. Klar: Erstens ist eine sinnliche Zunge raffinierter als alle Beckenbodenmuskeln dieser Welt, zweitens gibt es keine schönere Liebeserklärung an das Heiligtum des Mannes. Saugen Sie an ihm, lecken, küssen und blasen sie ihn. Je langsamer Sie sich vortasten, desto besser. Küssen Sie erst seinen Bauch, seine Hüften und kneten Sie seinen Po.

Die Penis-Massage

Nehmen Sie seinen Penis genüsslich in die Hand. Streicheln und kneten Sie ihn. Umfassen Sie mit einer Hand die Peniswurzel. Mit der anderen bilden Sie eine Faust und fahren mit dieser am Schaft auf und ab. Der Eichel dürfen Sie besonders viel Zuwendung schenken. Sie ist seine empfindlichste Stelle. Massieren Sie sie sanft. Reiben Sie die Eichel mit Daumen oder Zeigefinger von rechts nach links. Rollen Sie seine Vorhaut sanft nach unten, dann wieder nach oben. Kneten Sie seine Hoden und reiben Sie sein Perineum, den Bereich zwischen Anus und Hoden.

Der Zungen-Tanz

Küssen Sie seinen Penis – am besten an der empfindlichen Penisspitze. Nun umschließen Sie seinen Penis mit dem Mund und bewegen Ihren Kopf auf und ab. Flattern Sie mit der Zungenspitze an der Eichel – und finden Sie heraus, welches Tempo (und welcher Druck) ihn am meisten erregt. Wenn Sie merken, er kommt zum Höhepunkt, bleiben Sie bei einer Technik. Wenn Sie ihn noch warten lassen wollen, variieren Sie verschiedene Techniken: Vielleicht gefällt es ihm besonders, wenn Sie seinen Penis nur bis zur Hälfte in den Mund nehmen und daran saugen? Oder: Sie nehmen seinen Penis so tief in den Mund, als wollten Sie sein bestes Stück verschlingen. Oder lassen Sie Ihre Zunge kreisen, während sein Penis in Ihrem Mund versunken ist. Tun Sie, was Ihnen gefällt. Und genießen Sie es …

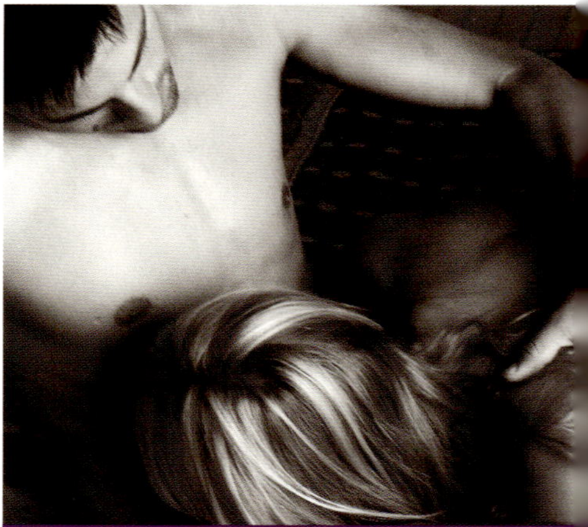

Fast kein Mann kann Ihnen widerstehen, wenn Sie ihn mit Ihrem Mund verwöhnen.

ZUM NACHSCHLAGEN

BÜCHER, DIE WEITERHELFEN

Bailey, Nicole: *69 heisse Sex-Tipps*, GRÄFE UND UNZER VERLAG, München

Cox, Tracey: *Supersex*, Dorling Kindersley, Starnberg

Hertin, Katja: *Gut im Bett,* Rowohlt Verlag, Hamburg

Hooper, Anne: *Das Kamasutra – Die Kunst der Sinnlichkeit,* Dorling Kindersley, Starnberg

Hooper, Anne: *Das neue Kamasutra,* Dorling Kindersley, Starnberg

Hooper, Anne: *Sex – Lust, Leidenschaft, Ekstase,* GRÄFE UND UNZER VERLAG, München

Kerner, Ian: *She Comes First*, Mosaik bei Goldmann, München

McKenzie, Eleanor: *Kamasutra-woman*, hamlyn, London

Paget, Lou: *Der Super Orgasmus*, Mosaik bei Goldmann, München

Paget, Lou: *Die perfekte Liebhaberin*, Mosaik bei Goldmann, München

Sinha, Indra: *Die Liebeslehren des Kamasutra,* Unipart, Offenbach

Stoppard, Dr. Miriam: *Love & Sex*, Mosaik, München

Vatsyayana, Mallanaga: *Das Kamasutra*, Reclam, Stuttgart

ADRESSEN, DIE WEITERHELFEN

Bundeszentrale für gesundheitliche Aufklärung
Ostmerheimer Str. 220
D-51109 Köln
www.bzga.de
www.familienplanung.de

Deutsche AIDS-Hilfe e.V.
Bundesgeschäftsstelle
Dieffenbachstr. 33
10967 Berlin
www.aidshilfe.de

DGSS-Institut
Institut für Lebens- und Sexualberatung
Gerresheimer Str. 20
D-40211 Düsseldorf
www.sexologie.org

Ehe-, Paar- und Sexualberatung
Gabriele Leipold
Paul-Hösch-Str. 8
81243 München
www.paarberatung-leipold.de

Online-Versandhandel für Kondome und Zubehör
Nordhäuser Str. 9
D-06556 Artern
www.kondomotheke.de

Pro Familia
Stresemannallee 3
D-60596 Frankfurt a. M.
www.profamilia.de

ÖSTERREICH
Österreichische Gesellschaft für Familienplanung (ÖGF)
Bastiengasse 36–38
A-1183 Wien

SCHWEIZ
Schweizerische Yoga Gesellschaft (SYG)
Aarbergergass 21
CH-3011 Bern
www.yoga.ch

INTERESSANTE INTERNETSEITEN

www.gib-aids-kein-chance.de
www.gyn.de
www.netdoktor.de
www.tigerobics.de
www.verhuetung-abc.de

STELLUNGEN VON A BIS Z

Die Zahlen verweisen auf die Kartennummern.

SACHREGISTER

Die Zahlen verweisen auf die Seiten im Begleitbuch.

Über die Autorin

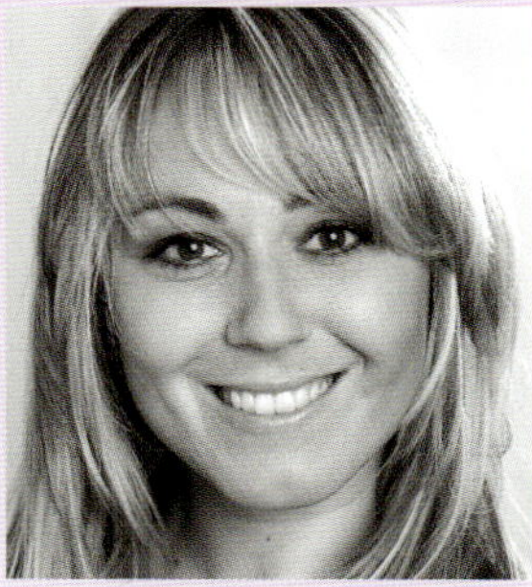

Natascha Meier arbeitet als Journalistin, Autorin und Fitnesstrainerin in München. Sie schreibt für renommierte Frauenzeitschriften und ist Expertin für die Themen Partnerschaft, Sexualität, Fitness, Körper und Seele. Für ihre Reportagen interviewt sie Männer und Frauen hinsichtlich ihres (Liebes-)Lebens. Mit der Kamasutra-Box möchte sie dem Leser ein Rundum-Paket schenken, das Anregungen für interessante Liebespraktiken und für das Wohlbefinden enthält.

IMPRESSUM

Wichtiger Hinweis

Die Informationen der vorliegenden Kamasutra-Karten mit Begleitbuch wurden von der Autorin nach bestem Wissen erstellt und mit größtmöglicher Sorgfalt geprüft. Alle Stellungen und Praktiken sind für Menschen mit normaler Konstitution geeignet. Es liegt jedoch in der Verantwortung der Leserinnen und Leser, zu entscheiden, welche Praktiken sie ausführen wollen. Weder Autorin noch Verlag können für eventuelle Nachteile oder Schäden, die aus den hier gegebenen praktischen Hinweisen resultieren, eine Haftung übernehmen.

Bildnachweis

Fotoproduktion:
Astrid Obert, München
Weitere Fotos:
AKG: S. 6; Bridgemanart: S. 8; Getty: S. 2, 4.
Illustrationen:
Michael Luz, Stuttgart

GRÄFE UND UNZER

Ein Unternehmen der
GANSKE VERLAGSGRUPPE

Geschmacksmusterschutz:
Die Kamasutra-Box ist für den Verlag Gräfe und Unzer geschützt.
Programmleitung:
Ulrich Ehrlenspiel
Redaktion: Ina Raki
Lektorat: Janette Schroeder
Gestaltung der Box und Innenlayouts: independent Medien-Design, Claudia Hautkappe
Bildredaktion: Henrike Schechter
Satz: Filmsatz Schröter
Herstellung: Markus Plötz
Repro: Fotolito Longo, Bozen
Druck: Printed in China

ISBN (10) 3-8338-0226-X
ISBN (13) 978-3-8338-0226-3

Auflage	4.	3.	2.	1.
Jahr	2010	09	08	07

Umwelthinweis
Dieses Produkt wurde auf chlorfrei gebleichtem Papier gedruckt.

GRÄFE UND UNZER VERLAG
Redaktion Körper & Seele
Postfach 86 03 25
81630 München
Fax: 089/41981-113
E-Mail: leserservice@graefe-und-unzer.de

Alles Liebe...

GU-Ratgeber für die Partnerschaft

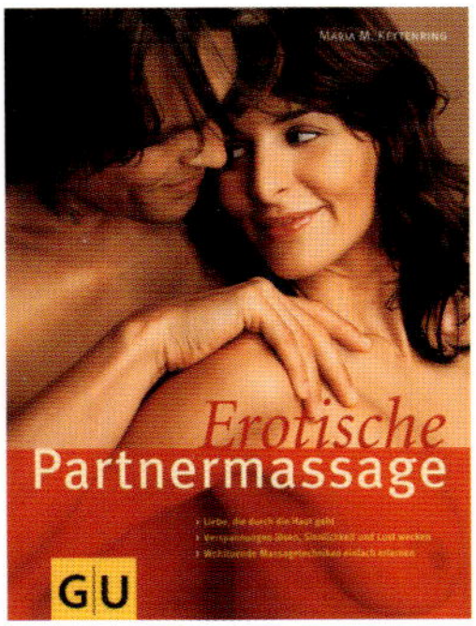

ISBN (10) 3-7742-6590-9
ISBN (13) 978-3-7742-6590-5
96 Seiten | € 15,90 [D]

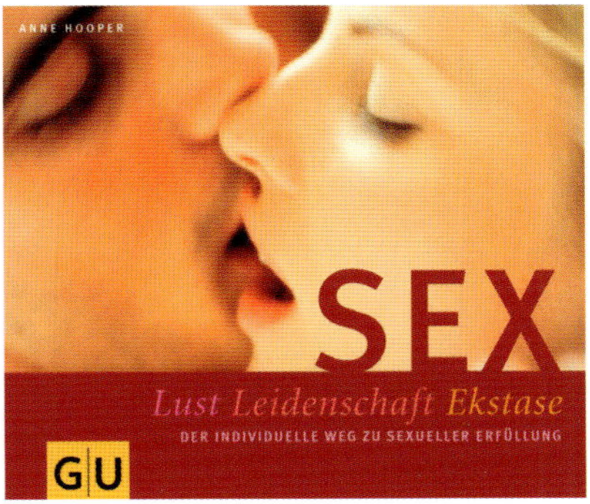

ISBN (10) 3-7742-6085-0
ISBN (13) 978-3-7742-6085-6
152 Seiten | € 19,90 [D]

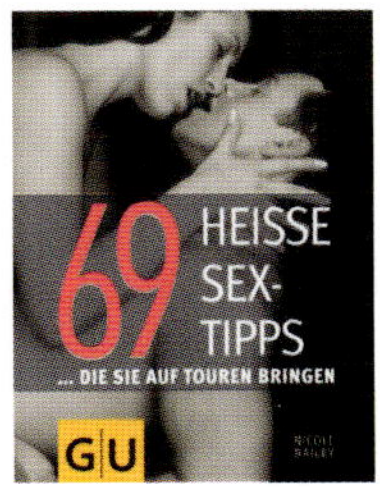

ISBN (10) 3-7742-7235-2
ISBN (13) 978-3-7742-7235-4
144 Seiten | € 7,90 [D]

Und das bieten sie:

Trend-Themen – praxisorientiert und umfassend präsentiert

Pragmatischen Rat – rund ums Thema Partnerschaft

Inspiration und Anregung – für Sexualität und Liebe

GU

Willkommen im Leben.

NATASCHA MEIER arbeitet als freie Journalistin, Autorin und Fitness-Trainerin in München. Sie schreibt regelmäßig für renommierte Frauenzeitschriften und hat sich als Expertin für die Themenbereiche Liebe, Sexualität und Fitness etabliert.

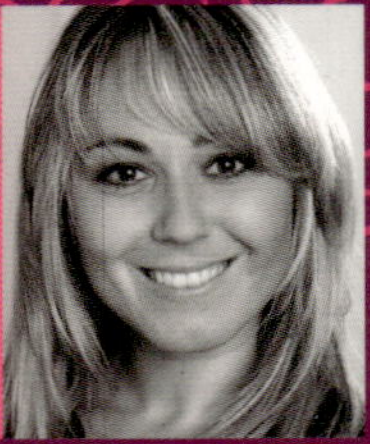

Mehr Spaß am Sex mit der Kamasutrabox

Erweitern Sie Ihr Liebes-Repertoire um die schönsten Stellungen aus dem Kamasutra! 60 Ideen für noch mehr Spaß an der Liebe!

In diesem Begleitbuch finden Sie

eine kurze Einführung in die Geschichte des Kamasutra, Tipps rund um eine erfüllte Sexualität und Partnerschaft und ein Workout, das Sie fit fürs Kamasutra macht. Außerdem erfahren Sie, wie Sie die Karten in dieser Box am besten nutzen können.

Es hilft Ihnen dabei,

- Ihr Liebesleben noch lustvoller zu gestalten,
- Ihren Körper fit zu machen – für die schönsten Kamasutra-Stellungen,
- eine Menge über sich, Ihre Sexualität und Ihre Beziehung zu erfahren.

www.gu-online.de

GU

Begleitbuch zur Box:
Natascha Meier,
KamasutraBox, GRÄFE UND UNZER 2007
ISBN (10) 3-8338-0226-X
ISBN (13) 978-3-8338-0226-3